Wenn Schmerzen nur noch nerven

Ratgeber Kinder- und Jugendpsychotherapie
Band 37

Wenn Schmerzen nur noch nerven

Dr. Michael Dobe, PD Dr. Julia Wager

Die Reihe wird herausgegeben von:

Prof. Dr. Manfred Döpfner, Prof. Dr. Charlotte Hanisch, Prof. Dr. Nina Heinrichs, Prof. Dr. Dr. Martin Holtmann, Prof. Dr. Paul Plener

Die Reihe wurde begründet von:

Manfred Döpfner, Gerd Lehmkuhl, Franz Petermann

Michael Dobe
Julia Wager

Wenn Schmerzen nur noch nerven

Informationen zur Behandlung chronischer Schmerzen für Betroffene, Eltern, Lehrkräfte und weitere Bezugspersonen

hogrefe

Dr. Michael Dobe, geb. 1973. Kinder- und Jugendlichenpsychotherapeut, seit 2013 Leitender Psychologe am Deutschen Kinderschmerzzentrum der Vestischen Kinder- und Jugendklinik Datteln, Universität Witten/Herdecke. Zudem niedergelassen in eigener Praxis.

PD Dr. Julia Wager, 1982. Kinder- und Jugendlichenpsychotherapeutin, seit 2009 wissenschaftliche Mitarbeiterin am Deutschen Kinderschmerzzentrum und am Kinderpalliativzentrum, Vestische Kinder- und Jugendklinik Datteln, Lehrstuhl für Kinderschmerztherapie und pädiatrische Palliativmedizin, Universität Witten/Herdecke. Dort seit 2018 Leiterin der Forschungsabteilung.

Bibliografische Information der Deutschen Nationalbibliothek
Die Deutsche Nationalbibliothek verzeichnet diese Publikation in der Deutschen Nationalbibliografie; detaillierte bibliografische Daten sind im Internet über http://dnb.dnb.de abrufbar.

Hogrefe Verlag GmbH & Co. KG
Merkelstraße 3
37085 Göttingen
Deutschland
Tel. +49 551 999 50 0
info@hogrefe.de
www.hogrefe.de

Umschlagabbildung: © stock.adobe.com / irena_geo
Illustrationen: Klaus Gehrmann, Freiburg; www.klausgehrmann.net
Satz: Michael Kleine, Hogrefe Verlag GmbH & Co. KG, Göttingen
Druck: mediaprint solutions GmbH, Paderborn
Printed in Germany

1. Auflage 2026

(E-Book-ISBN [PDF] 978-3-8409-3187-1; E-Book-ISBN [EPUB] 978-3-8444-3187-2)
ISBN 978-3-8017-3187-8
https://doi.org/10.1026/3187-000

Zielsetzung des Ratgebers

Wenn Kinder und Jugendliche ständig über Schmerzen klagen, viel in sich hineinhorchen, kaum mehr an Aktivitäten teilnehmen und sich zurückziehen, liegt möglicherweise eine Schmerzstörung vor. Häufig bringen verschiedene Behandlungsversuche nicht den erhofften Erfolg. Eltern und Verwandte sind in großer Sorge, Lehrkräfte und Ärzt:innen oft ratlos.

Um Kindern und Jugendlichen Anhaltspunkte zu geben, wie sie ihre Schmerzen in den Griff bekommen können, und besorgten Eltern, Verwandten und Lehrkräften eine Orientierung anzubieten, sind Informationen über chronische Schmerzen wichtig, die erläutern, wie sie entstehen und was im Umgang mit ihnen helfen kann.

Dieser Ratgeber ist eine Orientierungshilfe und vermittelt grundlegendes Wissen. Er richtet sich vor allem an Eltern und soll Sicherheit im Umgang mit ihrem schmerzkranken Kind schaffen. Der Ratgeber beinhaltet zudem spezielle Hinweise für betroffene Kinder und Jugendliche, Lehrkräfte und weitere Bezugspersonen (vgl. Kapitel 9.2 und 9.3).

Wir hoffen, dass dieses Buch Sie und Ihr Kind dabei unterstützt, den Teufelskreis der Schmerzen zu durchbrechen. Dieser Ratgeber ist Bestandteil der Reihe „Leitfaden Kinder- und Jugendpsychotherapie“ und soll den entsprechenden Band von Dobe und Wager (2026) ergänzen, der sich primär an Fachleute richtet.

Datteln, April 2026 *Michael Dobe* und *Julia Wager*

Inhaltsverzeichnis

1 Kennen Sie das? 9

2 Woran erkenne ich Kinder und Jugendliche mit einer Schmerzstörung? 12

3 Wann kann man von einer Schmerzstörung sprechen? 17

4 Welche weiteren Störungen treten häufig gemeinsam mit einer Schmerzstörung auf? 21

4.1 Abgrenzung Schmerzstörung und Depression 22

4.2 Abgrenzung Schmerzstörung und Ängste 23

4.3 Abgrenzung Schmerzstörung und posttraumatische Belastungsstörung 25

5 Welche weiteren Probleme können noch auftreten? 26

6 Wie verläuft die weitere Entwicklung? 27

7 Was sind die Ursachen einer Schmerzstörung? 29

7.1 Verarbeitung akuter Schmerzen 29

7.2 Entwicklung chronischer Schmerzen 32

8 Wodurch wird eine Schmerzstörung aufrechterhalten? 37

9 Was kann man tun? 40

9.1 Was können Eltern tun? 40

9.2 Was können Kinder und Jugendliche selbst tun? 56

9.3 Was können Lehrkräfte und andere pädagogische Fachkräfte tun? 74

9.4 Welche Behandlungen sind wirksam? 76

Anhang

Zitierte Literatur 78

Literaturempfehlungen 80

Hilfreiche Adressen und Weblinks 80

Arbeitsblätter 82

1 Kennen Sie das?

Die Mutter des *10-jährigen Maxim* berichtet, dass ihr Sohn seit einiger Zeit zunehmend bedrückt wirkt. Am Anfang hatte er nur gelegentlich Kopfschmerzen, mittlerweile treten sie fast täglich auf. Morgens nimmt die Mutter sich sehr viel Zeit, ihren Jungen zu überzeugen, trotz der Kopfschmerzen in die Schule zu gehen. Manchmal sind die Schmerzen aber so schlimm, dass er einfach zu Hause bleibt. Er verbringt den Vormittag dann meist im Bett. Nachmittags sind die Kopfschmerzen häufig etwas besser, aber gut fühlt sich Maxim dann auch nicht. Die Eltern leben schon seit einigen Jahren getrennt; ihr Verhältnis ist nicht besonders gut. Sowohl ihr Ex-Mann als auch ihr neuer Lebensgefährte werfen der Mutter vor, dass sie nicht konsequent genug sei. Aus Sicht der Mutter würden sich beide keine Mühe geben, Maxim zu verstehen. Die Mutter kann nachvollziehen, wie sich Maxim fühlt, weil sie selbst als Jugendliche lange unter Kopfschmerzen gelitten hatte und nicht ernst genommen wurde. Da Maxims Schmerzen in letzter Zeit deutlich stärker und häufiger auftreten, macht sie sich große Sorgen, ob vielleicht doch eine ernsthafte Erkrankung „dahintersteckt". Manchmal denkt sie auch, dass ihren Sohn vielleicht etwas bedrückt, worüber er nicht sprechen kann. Ärztliche Abklärungen sind bislang ohne auffällige Befunde. Besuche beim Heilpraktiker sowie verschiedene Schmerzmedikamente oder naturheilkundliche Präparate haben keine Besserung gebracht. Manchmal hat Maxims Mutter das Gefühl, dass Maxim sich in die Schmerzen „hineinsteigert" und sich nur noch auf die Schmerzen konzentriert. Er lässt sich dann nicht ablenken, macht seiner Mutter Vorwürfe und reagiert gereizt, wenn sie ihm mit Ratschlägen helfen möchte. Da Maxim häufiger in der Schule fehlt und sich wegen der Schmerzen nicht mehr so gut konzentrieren kann, sind seine schulischen Leistungen deutlich schlechter geworden. Besonders besorgt ist Maxims Mutter, weil er mittlerweile wegen der Schmerzen Treffen mit Freunden absagt und auch nicht mehr zum Fußball geht, was er früher sehr gerne gemacht hat. Er zieht sich immer mehr zurück, ist nicht mehr belastbar und wirkt zunehmend bedrückt und gereizt.

Die *15-jährige Lena* ist schon immer recht zurückhaltend und eher schüchtern. Ängste begleiten sie bereits seit langer Zeit. Die Eingewöhnung im Kindergarten war für sie sehr schwierig. Auch in den ersten beiden Schuljahren ging sie nur äußerst ungern in die Schule und weinte morgens häufig. Das wiederholte sich beim Wechsel auf die weiterführende Gesamtschule. Lena hatte stets nur wenige Freunde. Den Tod der geliebten Großmutter vor drei Jahren hat sie bis heute nicht verkraftet. Zudem macht sie sich viele Sorgen, dass ihren Eltern oder ihr selbst etwas Schlimmes zustoßen könnte. Seit etwa zwei Jahren hat Lena immer häufiger Bauchschmerzen. Zunächst diagnostizierte die Ärztin eine Blinddarmentzündung. Die anschließende Operation verlief komplikationslos, doch die Schmerzen blieben. Heute treten die Schmerzen fast täglich auf. Sie sind dann meist sehr stark und krampfartig, sodass Lena sich vor Schmerzen krümmen muss. Lena macht sich große Sorgen, dass ihre Schmerzen ein Zeichen einer ernsthaften Erkrankung sind, obwohl alle Untersuchungen bislang unauffällig waren. Aktuell versucht sie zudem auf Fruktose zu verzichten, weil sie gehört hat, dass auch eine Fruktoseunverträglichkeit Bauchschmerzen verursachen kann. Wegen der Schmerzen geht Lena häufig nicht zur Schule und verbringt ihre Freizeit seit einigen Monaten eigentlich nur noch zu Hause. Auch ihre Freundinnen treffen sich nicht mehr so gerne mit ihr, da sie nur noch über Schmerzen klagt. Ihre Eltern sehen einen Zusammenhang der Schmerzen mit Lenas Ängsten sowie zunehmenden Schulproblemen. Lena sieht das nicht so, weshalb es immer wieder zu Konflikten mit den Eltern kommt. Sie fühlt sich in solchen Situationen von ihren Eltern nicht verstanden und ernst genommen. In ihrer Hilflosigkeit haben die Eltern mit Lena sowohl mehrere Ärzt:innen als auch einen Heilraktiker, eine Osteopathin und einen Ernährungsberater aufgesucht. Bislang haben diese Behandlungsversuche jedoch keine Besserung gebracht. Nur ein Wärmekissen, welches sich Lena mehrmals pro Tag auf ihren Bauch legt, hilft ein bisschen. Besonders kränkend war für Lena, dass ihr eine Ärztin gesagt hat, sie sei gesund und solle zur Schule gehen. „Die hat gedacht, dass ich eine Simulantin bin!“ Seitdem ist Lena deutlich misstrauischer gegenüber Ärzt:innen.

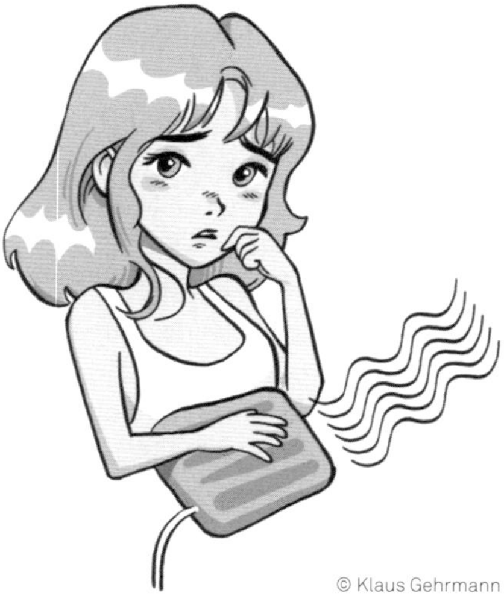

Die *14-jährige Victoria* ist, laut ihrer Eltern, schon immer ein sehr ehrgeiziges Kind und sowohl in der Schule als auch beim Sport stets „einsame Spitze" gewesen. Auch die Eltern sind beruflich sehr erfolgreich. Es ist ihnen aber wichtig, auf Victoria keinen Druck auszuüben. „Das kommt alles von ihr! Manchmal versuchen wir, sie zu bremsen. Aber natürlich ist es auch schön, dass sie so erfolgreich ist. Wir freuen uns für sie." Victoria ist in der Schule sehr beliebt. Letztes Jahr wurde sie zur Klassensprecherin gewählt. Victoria spielt seit etwa sieben Jahren Hockey. Sie trainiert viermal pro Woche. Vor einem Jahr hatte sie erstmalig ein Probetraining für die mögliche Aufnahme in die Hockey-Nationalmannschaft. Einige Wochen später zog sie sich beim Training eine Verletzung am Knie zu. Zunächst setzte Victoria das Training unter Schmerzen fort. Nach einigen Wochen musste sie jedoch ungewollt eine Pause einlegen; ihre Trainerin riet ihr, sich erst einmal vollständig auszukurieren. Die Diagnostik gestaltete sich kompliziert, verschiedene Ärzt:innen kamen zu unterschiedlichen Diagnosen. Eine eindeutige Verletzung konnte nicht identifiziert werden. Dadurch verunsichert schonte Victoria ihr Knie. Sie hoffte, dass die Schmerzen so schneller abklingen und sie schnell wieder voll ins Training einsteigen könnte. Die Übungen aus der Physiotherapie setzte sie zunächst sehr konsequent um. Weil das Knie dadurch aber stärker schmerzte, stellte sie die Physiotherapie jedoch ein. Ihre Eltern konnten das gar nicht nachvollziehen und warfen ihr vor, nicht alles für eine schnelle Heilung zu tun. Als Victoria realisierte, dass ihr Traum, in der Nationalmannschaft zu spielen, in unerreichbare Ferne rückte, wurde sie zunehmend verzweifelter. Sie hatte den Eindruck, zu scheitern. Mit diesen negativen Gefühlen fühlte sie sich sehr allein. Sie traute sich nicht, mit ihren Eltern darüber zu sprechen. Den Kontakt zu ihren Freundinnen, von denen die meisten auch Hockey spielten, vermied sie weitestgehend, weil es sie traurig machte, wenn diese über den Sport und ihre Erfolge berichteten. Victorias Gedanken kreisten immer mehr um die Schmerzen. Ihr Selbstbewusstsein wurde aufgrund der ausbleibenden sportlichen Erfolge sowie der zunehmend schlechter werdenden schulischen Noten immer geringer. Aus dem sehr ehrgeizigen Mädchen wurde eine stille, sehr traurige Jugendliche mit fehlender Zukunftsperspektive.

2 Woran erkenne ich Kinder und Jugendliche mit einer Schmerzstörung?

Etwa 30 Prozent der Kinder und Jugendlichen im Alter zwischen zehn und 17 Jahren haben mindestens einmal pro Woche Kopf-, Bauch- oder Rückenschmerzen (Wager et al., 2020). Somit sind Schmerzen auch im Kindes- und Jugendalter ein sehr verbreitetes Phänomen. Doch wann stellen Schmerzen bei Kindern und Jugendlichen ein ernst zu nehmendes Problem dar?

Schmerzen an sich sind sinnvoll, wenn sie eine Warnfunktion erfüllen und für eine begrenzte Zeit auftreten. In solchen Fällen spricht man von akuten Schmerzen. Ein akuter Schmerz entsteht zum Beispiel im Rahmen einer muskulären Verspannung, einer Verletzung oder Entzündung. Der Schmerz ist ein Hinweis darauf, dass eine Schädigung des Gewebes vorliegt, die vom Körper repariert werden muss. Der Schmerz unterstützt die Schonung während des Heilungsprozesses. Wenn die Schmerzursache behoben ist, verschwindet der Schmerz wieder. Die Warnfunktion, die der Schmerz übernommen hat, ist nun nicht mehr erforderlich.

Doch Schmerz kann sich auch verselbstständigen, seine eigentliche Warnfunktion verlieren und zu einer eigenständigen Erkrankung werden. Schmerzen, die über einen Zeitraum von mindestens drei Monaten wiederholt auftreten, nennt man chronische Schmerzen. Mindestens fünf von einhundert Kindern oder Jugendlichen im Schulalter haben so häufige und starke chronische Schmerzen, dass man von einer Schmerzerkrankung oder Schmerzstörung spricht (Könning et al., 2021; Roman-Juan et al., 2023). Diese Kinder und Jugendlichen benötigen in der Regel professionelle Unterstützung, um ihre Schmerzen wieder in den Griff zu bekommen.

Wann stellen wiederkehrende Schmerzen ein Problem dar?

Viele Kinder und Jugendliche erleben wiederkehrende Schmerzen. Zu einer Erkrankung wird der Schmerz, wenn

- die Schmerzen sehr häufig und stark sind,
- die Schmerzen normale Alltagsaktivitäten, wie Hobbys und Schulbesuch, beeinträchtigen oder
- die Stimmung zunehmend bedrückter wird.

Kinder und Jugendliche mit einer Schmerzstörung fehlen häufig in der Schule, versäumen Aktivitäten mit ihren Freunden und nehmen nicht mehr wie gewohnt am Familienleben teil. Oft wird der Alltag der gesamten Familie durch die Schmerzen bestimmt. Viele Betroffene erleben schmerzbedingt Konzentrationsschwierigkeiten und berichten von einem Leistungsabfall in der Schule. Sich von den Schmerzen abzulenken, funktioniert meist nur noch bei Tätigkeiten, die sehr stark die Aufmerksamkeit fordern, wie z.B. Videospiele oder andere Medien, oder bei geliebten Tätigkeiten, wie z.B. Reiten oder Tischtennis. Anhaltende Schmerzen wirken sich auch auf die Stimmung aus. Betroffene sind weniger fröhlich, grübeln viel, werden ängstlicher oder ziehen sich zurück. Nicht selten verbringen betroffene Kinder und Jugendliche viel Zeit im Bett und schonen sich, da sie aufgrund ihrer Erfahrung mit akuten Schmerzen denken, dass dies zu einer Besserung beiträgt.

Es gibt aber auch Kinder und Jugendliche, die anders auf ihre Schmerzen reagieren. Sie versuchen trotz starker Schmerzen durchzuhalten und alles weiterzumachen wie zuvor. Weil das jedoch mit dauerhaften Schmerzen extrem anstrengend ist, sind diese Kinder und Jugendlichen oft sehr angespannt. In ihrem Alltag sind sie leicht reizbar. Hierdurch ergeben sich zusätzliche Konflikte, die zu einer Zunahme der Anspannung beitragen. Irgendwann können dann auch diese Kinder und Jugendlichen ihren Alltag nicht mehr wie bislang aufrechterhalten.

Dass Schmerz ein Warnsignal ist und auf eine Verletzung hinweist, ist in unseren Köpfen fest verankert, denn schon ganz früh im Leben hat fast jeder und jede von uns akute Schmerzerfahrungen gesammelt. Dass es auch Schmerzen gibt, die eine solche Warnfunktion nicht erfüllen, wissen hingegen nur wenige. Und selbst das Wissen darüber ist oft nicht so präsent wie das Gefühl, dass ein Schmerz auf eine Schädigung im Körper hinweist. Daher haben viele betroffene Kinder und Jugendliche – und häufig auch ihre Bezugspersonen – Sorge, dass mit ihrem Körper etwas nicht stimmt und der Schmerz möglicherweise ein Zeichen einer schlimmen Erkrankung ist. Einer solchen Sorge wird durch das Aufsuchen verschiedener Expert:innen und das Durchführen vieler medizinischer Untersuchungen begegnet.

Ist der Schmerz selbst die Erkrankung, gibt es jedoch keine körperliche Schädigung, die dem Schmerz zugrunde liegt. Der Schmerz entsteht durch eine veränderte Verarbeitung von Körpersignalen in den Nerven und im Gehirn (auf die Ursachen einer Schmerzstörung gehen wir in Kapitel 7 im Detail ein). Medizinische Untersuchungen, die eine Störung, einen Defekt oder einen Organschaden suchen, sind daher in der Regel unauffällig.

Merke: Chronischer Schmerz hat keine Warnfunktion

Akuter Schmerz weist auf eine Verletzung oder körperliche Schädigung hin und hat somit eine Warnfunktion. Bei chronischen Schmerzen entsteht der Schmerz, obwohl keine Schädigung vorliegt. Sind die medizinischen Untersuchungen unauffällig, deutet dies daher auf einen chronischen Schmerz hin.

Unauffällige medizinische Befunde sorgen jedoch meist nicht für eine Beruhigung, sondern steigern das Bedürfnis, weitere Untersuchungen durchführen zu lassen, um die Ursache der Schmerzen (die vermutete Schädigung des Körpers) zu finden. Werden viele medizinische Untersuchungen durchgeführt, zeigen sich manchmal auch leicht auffällige Befunde. Solche Ergebnisse sind in der Regel als Zufallsbefund einzuordnen.

Was sind Zufallsbefunde?

Bei intensiver und wiederholter medizinischer Diagnostik können einzelne Untersuchungen auffällige Befunde liefern, die jedoch zufällig auftreten. Der auffällige Untersuchungsbefund steht in keinem direkten Zusammenhang mit den Schmerzen oder erklärt das Ausmaß der Schmerzen nicht. Zufallsbefunde entstehen aufgrund von Messfehlern und weil es normal ist, dass die Untersuchungsproben von Menschen vereinzelte Laborwerte außerhalb der üblichen Norm aufweisen, ohne dass diese erhöhten oder erniedrigten Laborwerte krankhaft sind – sie sind eben nur „anders" als bei den meisten Menschen. Oft ist eine Diagnose nur dann zuverlässig, wenn sie durch mehrere Befunde gestützt werden kann.

Wird aufgrund eines Zufallsbefundes eine Behandlung begonnen, wird diese zu Beginn manchmal als hilfreich erlebt. In der Regel nehmen die Schmerzen aber nach einiger Zeit wieder zu. Nach mehreren, nicht zielführenden Arztkontakten steigen Sorge, Frustration und Hilflosigkeit – nicht nur bei den Patient:innen und ihren Eltern, sondern auch bei den Ärzt:innen. Einige betroffene Eltern versuchen alternativmedizinische Angebote für ihre Kinder zu finden, die jedoch auf Dauer meistens nicht den erhofften Erfolg bringen, auch dann nicht, wenn unterschiedliche Maßnahmen miteinander kombiniert werden, nach dem Motto „Viel hilft viel.". So geraten die betroffenen Kinder und Jugendlichen in einen Teufelskreis aus ergebnisloser Diagnostik, nicht wirksamen Behandlungsansätzen und Hilflosigkeit. Mit zunehmender Chronifizierung steigt zudem die Gefahr, dass die medikamentöse Schmerztherapie überhandnimmt. Viele Jugendliche greifen selbst und ohne ärztliche Empfehlung zu Schmerzmitteln, aber auch Ärzt:innen verschreiben in ihrer Hilflosigkeit die Einnahme von Schmerzmitteln, auch wenn dies in den medizinischen Leitlinien nicht empfohlen wird. Bei einigen Kindern und Jugendlichen mit chronischen Schmerzen helfen Schmerzmedikamente zunächst gut. Aufgrund wissenschaftlicher Erkenntnisse nehmen Expert:innen an, dass dies am ehesten ein Placebo-Effekt ist, denn die Wirkmechanismen gängiger Schmerzmedikamente können bei chronischen Schmerzen nicht zum Tragen kommen. Im Laufe der Zeit nimmt die Wirksamkeit der Medikamente dann auch wieder ab. Manchmal werden die Medikamente aber weiterhin eingenommen. Trotz täglicher Medikamenteneinnahme erleben daher viele Betroffene weiterhin starke Schmerzen.

Chronische Schmerzen im Rahmen einer chronischen Erkrankung

Eine chronische Schmerzstörung kann sich auch entwickeln, wenn ein Kind oder eine Jugendliche bzw. ein Jugendlicher eine Grunderkrankung hat, die Schmerzen verursacht (z.B. eine rheumatische Erkrankung oder eine chronisch entzündliche Darmerkrankung). Bei diesen Kindern und Jugendlichen liegt eine eigenständige Schmerzerkrankung vor, wenn die Schmerzen nicht synchron mit der Krankheitsaktivität der Grunderkrankung sind. Wenn also zum Beispiel ein Kind mit Rheuma auch in den Phasen Schmerzen hat, in denen kein akuter Schub vorliegt, d.h. keine Entzündungen erkennbar sind, dann ist davon auszugehen, dass die Verarbeitung der Körpersignale in den Nerven oder im Gehirn gestört ist und eine chronische Schmerzstörung vorliegt.

Die Entwicklung einer Schmerzstörung ist schleichend. Nur selten lässt sich ein ganz klarer Auslöser finden. Meist nimmt im Laufe der Zeit die Häufigkeit und Schwere der Schmerzen weiter zu. Die negativen Auswirkungen auf den Alltag und die Stimmung werden zunehmend stärker. Der Stress, der hierdurch entsteht, erhöht wiederum die Schmerzempfindlichkeit, sodass

Schmerzen in der Folge noch häufiger und stärker auftreten. Fachleute verstehen diese gegenseitige Verstärkung von Stress und Schmerzen als einen Teufelskreis, den wir in Kapitel 8 näher erklären.

Die wichtigsten Hinweise auf das Vorliegen einer Schmerzstörung:

a) Die Schmerzen bestehen seit mindestens drei Monaten und treten sehr häufig oder sogar dauerhaft auf.
b) Betroffene erleben eine erhebliche Beeinträchtigung der Lebensqualität in Form von Schulfehlzeiten, sozialem Rückzug und/oder Stimmungsverschlechterung.
c) Meist sind alle medizinischen Untersuchungen unauffällig oder die Befunde erklären das Ausmaß der Schmerzsymptomatik nicht. Wichtig ist: Eine Schmerzstörung kann sich auch bei Kindern und Jugendlichen mit einer schmerzverursachenden organischen Grunderkrankung entwickeln (z. B. bei einer rheumatischen Erkrankung).
d) Schmerzmittel wirken (langfristig) nicht.

3 Wann kann man von einer Schmerzstörung sprechen?

Das Hauptmerkmal einer Schmerzstörung sind chronische Schmerzen, d.h. Schmerzen, die seit mindestens drei Monaten immer wieder auftreten oder dauerhaft da sind. Die Schmerzen werden von den Betroffenen als sehr belastend erlebt. Typisch sind Kopf-, Bauch- oder Rückenschmerzen. Manche Kinder und Jugendliche erleben auch chronische Schmerzen in den Armen oder Beinen. Die Schmerzen können in jeder Körperregion einzeln, aber auch in mehreren Körperregionen gleichzeitig auftreten. Am häufigsten berichten Kinder von Kopf- oder Bauchschmerzen. Jugendliche erleben zunehmend auch Schmerzen der Arme und Beine oder Rückenschmerzen. Um herauszufinden, wie jemand seinen chronischen Schmerz empfindet, ist man einzig und allein auf die Auskunft der betroffenen Person selbst angewiesen.

Kann ich sehen, ob mein Kind wirklich Schmerzen erlebt?

Chronische Schmerzen sieht man einem Menschen nicht an. Ein schmerzverzerrtes Gesicht zeigt sich nur bei einem akuten Schmerz. Wenn jemand Schmerz über mehrere Monate oder Jahre erlebt, gewöhnt sich der Körper an den Schmerzzustand. So ist es beispielsweise möglich, trotz starker Schmerzen zu lächeln. Betroffene Kinder und Jugendliche berichten häufig, dass andere ihnen nicht glauben, dass sie Schmerzen haben. Für die Betroffenen ist das sehr verletzend.

Bei den meisten Kindern und Jugendlichen mit chronischen Schmerzen ist der Schmerz nicht auf eine körperliche Grunderkrankung zurückzuführen. Das bedeutet, dass in medizinischen Untersuchungen in der Regel keine Ursache für die Schmerzen gefunden wird. Aber eine Schmerzstörung kann sich auch nach einer Verletzung oder im Rahmen einer körperlichen Grunderkrankung entwickeln. Bei diesen jungen Menschen spricht man dann von einer Schmerzstörung, wenn die Schmerzen deutlich stärker sind, als dies aufgrund der körperlichen Schädigung durch die Grunderkrankung zu erwarten wäre. Im Rahmen der Schmerzstörung treten neben den Schmerzen noch weitere Symptome auf. Die Schmerzen sind eng gekoppelt an Stress, negative Gefühle oder an Schwierigkeiten im sozialen Umfeld. In der Regel spielen diese Aspekte eine wichtige Rolle für den Beginn der Schmerzerkrankung. Je länger die Schmerzen anhalten, umso mehr verschlechtert sich die Stimmung und umso mehr Schwierigkeiten entstehen im Kontakt mit anderen sowie in der Umsetzung eines normalen Alltags. Dies wiederum verstärkt die Schmerzen.

Orientiert an dem offiziellen Diagnosesystem der Weltgesundheitsorganisation, der *International Classification of Diseases (ICD)*, spricht man von einer Schmerzstörung (Treede et al., 2019), wenn

- der Schmerz seit längerer Zeit ständig oder immer wieder auftritt (bei Kindern und Jugendlichen mit einer schmerzverursachenden Grunderkrankung beobachtet man die Entwicklung in der Regel zunächst für sechs Monate, bevor eine entsprechende Diagnose gestellt wird),
- der Schmerz zu einer starken emotionalen Belastung führt oder den Alltag und die soziale Teilhabe deutlich beeinträchtigt und
- keine körperliche Ursache gefunden werden kann, die den Schmerz verursacht (bzw. die gefundene Ursache die Schwere des Schmerzes nicht erklärt).

Typische Gedanken, die Kinder und Jugendliche mit einer Schmerzstörung haben

- Die Schmerzen werden als nur wenig beeinflussbar erlebt. „Ist egal was ich mache, es wird ja eh nie besser!", „Warum kann mir keiner helfen?".
- Es besteht Sorge, dass im Körper eine Entzündung, Erkrankung oder Verletzung vorliegt, welche bislang noch nicht diagnostiziert wurde. „Es ist bestimmt was Schlimmes, wenn keiner sagen kann, was los ist!", „Ich habe Angst, dass etwas übersehen wurde."

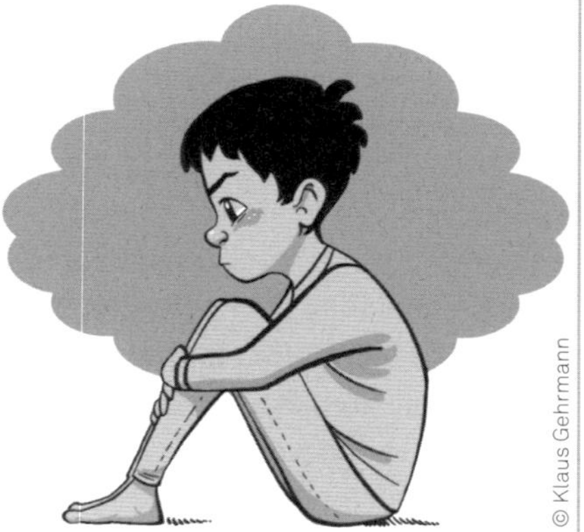
© Klaus Gehrmann

- Die Schmerzen werden sehr negativ bewertet und für Dinge verantwortlich gemacht, die nicht gut laufen. Wir nennen das auch „schwarze" Gedanken. „Die Schmerzen sind einfach nur ätzend!", „Ein Leben mit Schmerzen macht echt keinen Spaß, alles ist anstrengend!", „Wegen der Schmerzen bin ich schlechter in der Schule", „Die anderen denken, dass ich nur noch jammere!".

- Im Gegensatz zu anderen seelischen Erkrankungen, wie Ängsten oder Depression, beziehen sich die negativen Gedanken bei der Schmerzstörung in der Regel nur auf den Schmerz; die eigene Person wird nicht abgewertet.

Wichtig: Diese Gedanken sind ein Hinweis auf eine Schmerzstörung, sie sind jedoch für die Diagnosestellung nicht ausschlaggebend.

Das Schmerzerleben wirkt sich zudem auf das Verhalten aus und kann langfristig weitere körperliche Beeinträchtigung bedingen. Aus Angst, dass Schmerzen erneut auftreten oder schlimmer werden, entwickeln Betroffene oft ein Schon- oder Vermeidungsverhalten. So hat beispielsweise Victoria aus dem Beispiel in Kapitel 1 aus Angst vor einer weiteren Verletzung und einer weiteren Zunahme der Schmerzen ihr Knie kaum mehr bewegt. Lena, die an Bauchschmerzen leidet, verzichtet bereits seit einiger Zeit auf Fruktose, weil sie glaubt, dass ihre Bauchschmerzen möglicherweise hierdurch verschlimmert werden. Und Maxim verbringt sehr viel Zeit im Bett, weil er denkt, dass durch jegliche Bewegung der Kopfschmerz schlimmer werden könnte (vgl. Kapitel 1).

Ist Schonung bei chronischen Schmerzen sinnvoll?

Nein. Schonung führt im Rahmen chronischer Schmerzen nicht zu einer Besserung, sondern langfristig zu einer Zunahme der Schmerzproblematik. Eine spezifische Schonhaltung birgt zudem die Gefahr, dass sie körperliche Veränderungen nach sich zieht, wie beispielsweise eine Verkürzung von Sehnen, was wiederum andere körperliche Probleme begünstigt. Durch eine zunehmende Inaktivität, viel Ruhe und Schonung, Versäumen von Schulunterricht, Aufgabe von Hobbys und sportlichen Aktivitäten, reduziert sich insgesamt die körperliche Fitness. Auch der Umgang mit Stress wird schlechter, weil anstrengende Situationen zunehmend vermieden werden. Viele Betroffene berichten auch von einer erhöhten Anfälligkeit für Infekte.

Eine Schmerzstörung bedingt auch Veränderungen im Kontakt mit Familie und Freunden. Oft gibt es einen Punkt in der Krankengeschichte, an dem die Betroffenen sich von keinem ernstgenommen und verstanden fühlen. Hieraus entwickeln sich Vorwürfe wie „Du weißt gar nicht, wie das ist!“ oder „Du glaubst mir nicht, dass ich Schmerzen habe!“. Viele betroffene Kinder und Jugendliche und ihre Eltern berichten, dass der Schmerz eine dominierende Rolle im Familienleben einnimmt und maßgeblich die täglichen Abläufe bestimmt. So ändern Eltern beispielsweise ihre Arbeitszeiten, um das Kind, das früher selbst mit dem Fahrrad zur Schule gefahren ist, nun mit dem Auto zu bringen; oder der Familienurlaub, der früher sehr aktiv gestaltet wurde, wird nun so geplant, dass das Kind jederzeit schnell zurück im Hotelzimmer sein kann, um sich auszuruhen. Nicht immer sind sich alle Familienmitglieder einig, was der beste Umgang mit Schmerzen ist. Dadurch entstehen Konflikte, die wiederum zusätzlichen Stress bedeuten und die Schmerzproblematik des Kindes zusätzlich befeuern.

Wie in Kapitel 2 beschrieben, erfüllt Schmerz bei einer chronischen Schmerzerkrankung keine Warnfunktion im eigentlichen Sinne, da keine akute Verletzung oder Erkrankung vorliegt. Aber die in diesem Kapitel aufgeführte Beschreibung macht deutlich, dass der Schmerz bei einer chronischen Schmerzerkrankung eine besondere „Hinweis"-Funktion hat.

Merke: Die besondere „Hinweis"-Funktion von chronischen Schmerzen

Chronische Schmerzen deuten nicht auf eine körperliche Schädigung hin, sie geben jedoch Hinweise auf andere Schwierigkeiten, beispielsweise auf zu viel Stress, eine negative Bewertung der Schmerzen, Angst, Traurigkeit oder Probleme mit anderen Personen. All diese Faktoren tragen zu einer Chronifizierung des Schmerzes bei.

Das Verhalten, das sich in Reaktion auf den Schmerz entwickelt, ist ebenfalls nicht hilfreich und begünstigt die Aufrechterhaltung. Deshalb ist es wichtig, die Warnung des chronischen Schmerzes treffend einzuordnen und den Appell des Körpers, richtig zu interpretieren. Bei einer Schmerzerkrankung geht es nicht darum, sich zu schonen. Vielmehr geht es darum, die Dinge zu finden, die negative Gedanken und Gefühle begünstigen und zu Stress führen. In der Behandlung ist es wichtig, die verschiedenen Ursachen zu identifizieren und zu bearbeiten. Auch wenn Schmerz eine körperliche Empfindung ist, müssen in der Regel bei der Behandlung psychologische Ansätze genutzt werden, um langfristig eine Besserung zu erzielen.

4 Welche weiteren Störungen treten häufig gemeinsam mit einer Schmerzstörung auf?

Kinder und Jugendliche mit chronischen Schmerzen sind stärker gefährdet, weitere psychische Probleme zu entwickeln als Kinder und Jugendliche ohne chronische Schmerzen.

Es gibt zwei unterschiedliche Annahmen, weshalb chronische Schmerzen häufig zusammen mit anderen psychischen Problemen auftreten. Die erste Annahme ist, dass grundlegende Verarbeitungsmechanismen im Gehirn sowohl chronische Schmerzen als auch andere psychische Erkrankungen begünstigen. Mithilfe von funktioneller Bildgebung (funktioneller Magnetresonanztomographie, fMRT) kann die Aktivität verschiedener Hirnbereiche abgebildet werden. Hierbei zeigt sich, dass bei Personen mit chronischen Schmerzen und bei solchen mit einer Angststörung oder einer posttraumatischen Belastungsstörung die gleichen Hirnareale verstärkt miteinander kommunizieren. Fachleute nehmen daher an, dass sich die Anfälligkeit für eine weitere psychische Erkrankung, aufgrund der schon vorliegenden Erkrankung, entsprechend erhöht. Die zweite Annahme ist, dass sich die unterschiedlichen psychischen Probleme gegenseitig verstärken. Beispielsweise begünstigt eine hohe körperliche Anspannung, die vermehrt im Rahmen einer Angststörung auftritt, eine erhöhte Schmerzempfindung. Einerseits führt das Vermeiden bestimmter Situationen, wie das Fernbleiben vom Schulunterricht wegen schulbezogener Ängste oder fehlendem Antrieb bei Depression, zu einer zunehmenden Schonung bei Schmerzen, was wiederum eine verstärkte Schmerzwahrnehmung begünstigt. Andererseits nehmen die Angst vor der schulischen Situation bzw. die depressiven Symptome weiter zu, wenn aufgrund von Schmerzen häufig Schulunterricht versäumt wird.

Merke

Vor allem soziale Ängste, Schulprobleme und depressive Symptome können die Folge von unzureichend behandelten chronischen Schmerzen sein. Aber Studien legen auch nahe, dass vorbestehende Ängste, Depressionen und posttraumatische Belastungsstörungen die Auftretenswahrscheinlichkeit chronischer Schmerzen erhöhen (Vinall et al., 2016).

Das Wissen, dass chronischer Schmerz häufig von anderen psychischen Problemen begleitet wird, und welche dies im Speziellen sind, ist wichtig. Dies wird in der Diagnostik und auch in der anschließenden psychotherapeutischen Behandlung berücksichtigt. So können Diagnostik und Behandlung individuell ausgerichtet und neu aufgetretene psychische Probleme als Folge einer Schmerzerkrankung frühzeitig erkannt und behandelt werden.

Mediennutzung

In der klinischen Praxis sehen wir immer mehr Kinder und Jugendliche mit chronischen Schmerzen, die sehr intensiv Medien nutzen (z. B. Videospiele, Smartphone-Nutzung) bzw. sogar eine Medienabhängigkeit aufweisen. Eine übersteigerte Mediennutzung begünstigt vor allem Schmerzen im Nacken und in den Händen (Mustafaoglu et al., 2021; Silva et al., 2016). Bei Kopf- und Bauchschmerzen konnten Studien bislang keinen direkten Zusammenhang zwischen verstärkter Mediennutzung und chronischem Schmerz abbilden. Jedoch könnte es einen indirekten Zusammenhang geben, da verstärkte Mediennutzung und Medienabhängigkeit Depressionen, Ängste und Schlafprobleme begünstigen, und diese Störungen wiederum zur Aufrechterhaltung chronischer Schmerzen beitragen.

Da Schmerz ein Symptom vieler anderer psychischer Erkrankungen ist, kann die Abgrenzung schwierig sein. Wir möchten im Folgenden einige Hinweise geben, wann Schmerz wahrscheinlich ein Symptom einer Depression, Angststörung oder posttraumatischen Belastungsstörung ist und wann depressive oder ängstliche Symptome im Rahmen einer Schmerzerkrankung einzuordnen sind. Beim Verdacht auf das Vorliegen einer zusätzlichen psychischen Erkrankung, ist eine ärztliche oder psychotherapeutische Abklärung unbedingt notwendig.

4.1 Abgrenzung Schmerzstörung und Depression

Chronische Schmerzen gehen mit emotionaler Belastung einher und bedingen häufig Schonverhalten und Rückzug. Ähnliche Symptome können sich bei einer Depression zeigen. Sie sind bei einer Depression jedoch in der Regel stärker ausgeprägt. Die folgende Checkliste ist eine erste Orientierung, ob möglicherweise eine Depression vorliegt.

Checkliste: Woran erkenne ich eine mögliche Depression?

- Es fällt sehr schwer, aus dem Bett aufzustehen. Kinder und Jugendliche mit einer Depression haben keine Energie und können sich zu nichts aufraffen.
- Das Einschlafen am Abend fällt schwer. Betroffene liegen lange oder sogar die ganze Nacht wach und schlafen tagsüber vor Müdigkeit ein.
- Die Grundstimmung ist von Traurigkeit, Niedergeschlagenheit und Freudlosigkeit geprägt. Betroffene sind häufiger gereizt, haben starke Stimmungsschwankungen und ein Gefühl, dass ihnen alles zu viel ist.
- Es zeigen sich vermehrt Konzentrationsprobleme.
- Typisch sind Gedanken und Äußerungen wie „Das hat doch alles keinen Sinn mehr!", „Ich hab' eh immer nur Pech.", „Ich bin nichts wert!" oder „Ich will so nicht mehr leben."
- Von außen ist ein trauriger und/oder leerer Blick zu beobachten.

Dies ist keine vollständige Auflistung aller Symptome einer Depression. Beobachten Eltern jedoch mehrere dieser Veränderungen bei ihrem Kind, ist dies ein deutliches Warnsignal, das unbedingt abgeklärt werden sollte.

4.2 Abgrenzung Schmerzstörung und Ängste

Viele Kinder und Jugendliche mit chronischen Schmerzen sind ängstlicher als Gleichaltrige. Zudem treten Angstgedanken im Rahmen einer Schmerzstörung auf; diese beziehen sich vor allem auf die Angst vor einer Verschlechterung der Schmerzsituation, die sich zum Teil zu einer Angst vor bestimmten Bewegungen oder Tätigkeiten ausweiten kann. Aber Kinder und Jugendliche mit einer Schmerzstörung erleben auch häufiger Ängste, die als eine eigenständige Angsterkrankung einzuordnen sind. Besonders häufig sind soziale Ängste, also Angst davor, etwas vor anderen falsch zu machen und sich zu blamieren. Ebenso sind Ängste vor Leistungs- oder Prüfungssituationen typisch und andere sogenannte spezifische Phobien, also Angst vor speziellen Dingen oder Situationen wie Angst vor Spinnen oder Höhenangst. Ängste äußern sich sowohl in Form von Gedanken („Das ist sehr gefährlich!"), als auch in körperlichen Reaktionen. Hierzu gehören typischerweise Erröten, starkes Herzklopfen, Schwitzen, Schwindel, Atemprobleme und Übelkeit. Bei Kindern mit chronischen Schmerzen treten in angstbesetzten Situationen zudem vermehrt Schmerzen auf. Im Folgenden möchten wir kurz skizzieren, wann Schmerzen als ein Symptom einer Angststörung zu verstehen sind, und wann Ängste als eine eigenständige Erkrankung und nicht als ein Symptom einer Schmerzstörung einzuordnen sind.

Checkliste: Hinweise auf eine mögliche Angststörung

- Bei spezifischen Angststörungen gibt es eine Kontextabhängigkeit. Treten Schmerzen dann als Teil der körperlichen Angstreaktion auf, verschlimmern sich diese vor oder während der angstbesetzten Situation. Beispielsweise berichten Kinder und Jugendliche mit einer Schulangst vor allem Schmerzen vor oder während der Schulzeit. Nachmittags oder in den Ferien treten die Schmerzen nur recht selten oder deutlich abgeschwächter auf.
- Während der angstbesetzten Situationen zeigen sich weitere körperliche Symptome, wie z. B. Schwitzen, Schwindel oder Atemprobleme. Ein weiteres Symptom ist eine erhöhte körperliche Anspannung, welche schmerzauslösend oder -verstärkend wirkt.
- Bei einer Schmerzstörung beziehen sich die ängstlichen Gedanken speziell auf den Schmerz. Betroffene haben beispielsweise Angst, dass die Schmerzen ein Hinweis auf eine schlimme Erkrankung sind oder dass die Schmerzen bei einer bestimmten Bewegung oder Tätigkeit zunehmen. Bei einer Angststörung können ebenso andere Körperempfindungen Angst auslösen. Beispielsweise führt Übelkeit in einer sozialen Situation bei Jugendlichen mit einer sozialen Phobie oft zu der Angst, in dieser Situation zu erbrechen.
- Anhaltende Schmerzen werden von den Betroffenen oft als Erklärung für bestimmte Ängste herangezogen und können so beispielsweise Leistungsängste „verdecken“. So werden die Schmerzen für Konzentrations- und Schulprobleme verantwortlich gemacht. Wenn sich jedoch die Angst ganz gezielt um ein mögliches Versagen in einer Leistungssituation dreht, kann dies ein Hinweis auf eine Angststörung sein.

Treffen ein oder mehrere dieser Punkte zu, kann dies ein Hinweis auf eine Angststörung sein. Die beschriebenen Symptome sind jedoch lediglich Hinweise auf eine mögliche Störung. Eine Diagnose kann nur von Expert:innen gestellt werden.

4.3 Abgrenzung Schmerzstörung und posttraumatische Belastungsstörung

Bei einer posttraumatischen Belastungsstörung – kurz PTBS genannt – ist Schmerz ein häufiges Symptom und die Abgrenzung einer Schmerzstörung von einer posttraumatischen Belastungsstörung kann schwierig sein. Die PTBS ist eine psychische Erkrankung, die nach dem Erleben psychischer oder körperlicher Traumata auftreten kann. Typische traumatische Erlebnisse sind körperliche und/oder sexuelle Gewalterfahrungen oder das Miterleben einer solchen Gewalttat. Manche Kinder und Jugendliche reagieren aber auch mit einer PTBS, wenn sie psychische Gewalt wie massives Mobbing erleben (z. B. Rosner & Steil, 2009). Nach diesen Gewalterfahrungen schweigen viele betroffene Kinder und Jugendliche aus Scham oder Angst, weshalb Eltern oder Behandelnde zunächst keinen Anhaltspunkt für das Vorliegen einer posttraumatischen Belastungsstörung haben. Die folgende Checkliste kann eine erste Einschätzung ermöglichen.

Checkliste: Hinweise auf eine mögliche PTBS

- ein sehr plötzlicher Schmerzbeginn,
- massive Schlafstörungen und Alpträume,
- erhöhte Wachsamkeit und Schreckhaftigkeit,
- ein zunehmendes generelles Misstrauen anderen Menschen gegenüber.

Treffen ein oder mehrere dieser Punkte zu, kann dies ein Hinweis auf eine PTBS sein. Ebenso wie für die Diagnosestellung der anderen oben beschriebenen psychischen Störungen gilt jedoch auch hier, dass eine Diagnose nur von Expert:innen gestellt werden kann. Hilfreiche Adressen finden sich im Anhang dieses Buches.

5 Welche weiteren Probleme können noch auftreten?

Kinder und Jugendliche mit einer Schmerzstörung haben häufig Schwierigkeiten in der Schule. Diese Schwierigkeiten ergeben sich zum einen aus Konzentrationsproblemen, dem Versäumen vieler Inhalte, verpassten Klassenarbeiten und vielen Fehlstunden. Zum anderen ist bei Kindern und Jugendlichen mit chronischen Schmerzen auch eine reduzierte Stress- und Frustrationstoleranz zu beobachten. Dadurch ist die Teilnahme am regulären Schulunterricht extrem anstrengend. Betroffene haben nach wenigen Schulstunden keine Kraft mehr. Besonders kritisch ist dies bei hohen Erwartungen an sich selbst. Viele Kinder und Jugendliche mit chronischen Schmerzen sind sehr perfektionistisch und möchten alles immer besonders gut erledigen. Wenn dies aufgrund der fehlenden Kraft nicht möglich ist, bedeutet das zusätzlichen Stress, der sich wiederum schmerzverstärkend auswirkt.

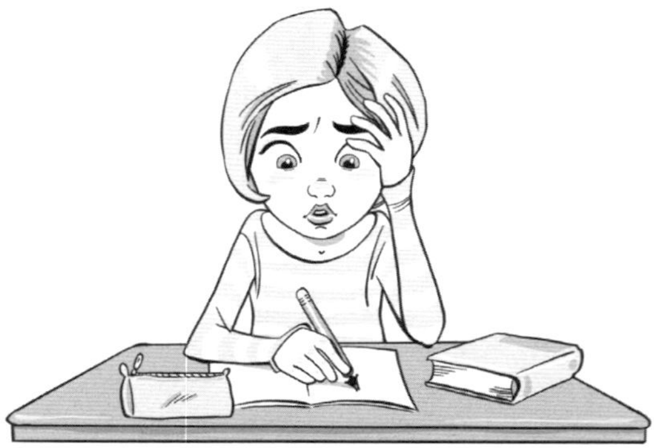

© Klaus Gehrmann

Vor allem Kinder und Jugendliche, die stark davon überzeugt sind, dass ihren Schmerzen eine körperliche Erkrankung zugrunde liegt, suchen häufig verschiedene Ärzt:innen auf. Dies birgt das Risiko einer „iatrogenen Chronifizierung“. Das bedeutet, dass bei Personen, die eine Schmerzerkrankung haben und bei denen immer wieder neue Untersuchungen durchgeführt werden, die Schmerzen mit der Zeit weiter zunehmen. Hinzu kommen unerwünschte Nebenwirkungen von Untersuchungen und Behandlungen. Wird zum Beispiel bei einem Kind mit Bauchschmerzen eine Magenspiegelung durchgeführt, ist der Magen nach der Untersuchung gereizt, sodass die Schmerzen weiter zunehmen.

6 Wie verläuft die weitere Entwicklung?

Die Annahme, dass sich „Schmerzen verwachsen, wenn Kinder älter werden", ist wissenschaftlich nicht haltbar und birgt das Risiko einer unzureichenden Behandlung und einer Chronifizierung. Zwar können sich chronische Schmerzen auch ohne Behandlung bessern, doch bei vielen Kindern und Jugendlichen bestehen sie ohne wirksame Behandlung bis in das Erwachsenenalter fort. Häufig zeigt sich im Laufe der Zeit eine Verschiebung der Schmerzproblematik. Beispielsweise bessert sich der Bauchschmerz, der eher jüngere Kinder und Jugendliche betrifft, und mit zunehmendem Alter treten vermehrt Kopf- oder Rückenschmerzen auf.

Psychosoziale Konsequenzen von chronischen Schmerzen

Aufgrund von Schulfehlzeiten und sozialem Rückzug ist die berufliche und soziale Entwicklung gefährdet. Kinder und Jugendliche mit chronischen Schmerzen erreichen im jungen Erwachsenenalter beispielsweise ein geringeres Bildungsniveau als gesunde Gleichaltrige und sind finanziell schlechter gestellt. Das Entwicklungspotenzial wird somit aufgrund der Schmerzen nicht voll ausgeschöpft.

Eine anhaltende Schmerzstörung hat vor allem psychosoziale Konsequenzen. Eine US-amerikanische Studie konnte zeigen, dass junge Erwachsene, die in ihrer Jugend chronische Schmerzerfahrungen gemacht haben, ein geringeres Bildungsniveau aufweisen (z.B. seltener einen High-School- und Bachelor-Abschluss erlangen), häufiger auf öffentliche Unterstützung angewiesen sind und sich in ihrer sozialen Entwicklung von einer Vergleichsgruppe ohne Schmerzerfahrungen unterscheiden; beispielsweise tritt in der Schmerzgruppe häufiger eine frühe Elternschaft ein und die Betroffenen berichten eine geringere Qualität von Liebesbeziehungen (Murray et al., 2020). Um solche negativen Verläufe abzumildern, ist eine frühzeitige und wirksame Behandlung notwendig. Eine Schmerzstörung kann bei Kindern und Jugendlichen sehr gut behandelt werden. So zeigt eine Studie des Deutschen Kinderschmerzzentrums an der Vestischen Kinder- und Jugendklinik Datteln – Universität Witten/Herdecke, dass eine Behandlung langfristig positive Effekte hat (Wager et al., 2021).

Langzeitverlauf nach einer stationären Schmerztherapie

Sieben Jahre nach einer intensiven Schmerztherapie haben mehr als die Hälfte der ehemaligen Patient:innen des Deutschen Kinderschmerzzentrums keine chronischen Schmerzen mehr (Wager et al., 2021). Andere ehemalige Patient:innen erleben zwar noch chronische Schmerzen, können damit jedoch sehr gut umgehen und sind in ihrem Alltag nicht eingeschränkt. Durch die Therapie haben sie gelernt, eigene Stärken und Schwächen zu erkennen, sich besser zu organisieren und zu strukturieren sowie mit Stress und starken Gefühlen besser umzugehen.

Diese Studienergebnisse zeigen, dass eine Schmerztherapie, in der Betroffene neben Strategien zur Schmerzbewältigung auch einen besseren Umgang mit Stress und Gefühlen erlernen, sehr lohnenswert ist. Sie kann Betroffene langfristig für den Umgang mit schwierigen Situationen stärken.

Und doch gibt es einige wenige Kinder und Jugendliche, bei denen eine Behandlung nicht erfolgreich ist. Sie leiden noch Jahre nach einer Behandlung unter Schmerzen und sind in ihrem Alltag beeinträchtigt. Für diese Menschen kann es sinnvoll sein, beispielsweise nach Eintritt in einen neuen Lebensabschnitt, erneut einen Therapieversuch zu unternehmen, um einen für den Zeitpunkt passenden und guten Umgang mit ihren Schmerzen zu erarbeiten.

7 Was sind die Ursachen einer Schmerzstörung?

Ganz knapp beschrieben, ist eine Schmerzstörung eine Störung der Informationsverarbeitung in den Nerven und im Gehirn. Bei einer Schmerzstörung leiten Nerven bereits sehr schwache Reize weiter und das Gehirn ist besonders empfindlich für Schmerzreize. Es werden beispielsweise Schmerzen vom Gehirn angezeigt, obwohl aus dem Körper kein Schmerzsignal gesendet wird.

Die Gründe für die Entstehung einer Schmerzstörung sind bei jedem etwas andere. Generell gilt jedoch, dass es nicht den einen Grund gibt, sondern verschiedene Faktoren zusammenkommen, die eine solche Veränderung in den Nerven und dem Gehirn begünstigen. Die Ursachen sind nicht nur auf körperlicher Ebene zu suchen, auch psychologische Prozesse sowie die Interaktion mit der Umwelt spielen eine Rolle.

Merke: Ursachen chronischer Schmerzen

Es gibt eine Vielzahl von biologischen, psychologischen und sozialen Faktoren, die die Entstehung chronischer Schmerzen begünstigen. Diese Ursachen sind sehr individuell und bei jedem verschieden.

Wichtig: Es gibt immer mehrere Faktoren, die chronische Schmerzen verursachen und aufrechterhalten!

Um zu erläutern, inwiefern die Verarbeitung von Schmerzreizen gestört werden kann, möchten wir zunächst beschreiben, wie Schmerz bei einer akuten Verletzung entsteht.

7.1 Verarbeitung akuter Schmerzen

Wenn eine Gewebeschädigung vorliegt, weil man sich z. B. verletzt hat, werden über spezielle Schmerzfasern Signale weitergeleitet. Diese gelangen über das Rückenmark zum Gehirn. Ob das Signal wichtig ist und überhaupt weiterverarbeitet wird, entscheidet eine Schaltstelle im Gehirn, die in der Fachsprache als Thalamus bezeichnet wird. Der Thalamus wird umgangssprachlich „Tor zum Bewusstsein“ genannt. Wie ein Türsteher entscheidet diese Hirnstruktur, welche Informationen hereinkommen und welche draußen bleiben. Ein sehr leichter Schmerzreiz wird nicht unbedingt weitergeleitet. Auch ein stärkerer Schmerzreiz wird nur dann weiterverarbeitet, wenn er in dem Moment als wichtig (genug) eingeschätzt wird. Manchmal entdeckt man am Abend einen blauen Fleck und kann sich nicht erinnern, wann man sich verletzt hat. Vermutlich war in dem Moment der Verletzung etwas anderes sehr viel wichtiger. Deswegen ist das Schmerzsignal nicht weiterverarbeitet worden und man hat daher keinen Schmerz empfunden. Dies zeigt, wie beeinflussbar Schmerz ist.

Die Schmerzfasern im Körper können verschiedene Reizarten aufnehmen, beispielsweise extreme Hitze oder Kälte und eine starke Drucksteigerung. Sie senden auch dann schon Schmerzsignale, wenn noch keine Verletzung stattgefunden hat, aber eine Schwelle – beispielsweise eine bestimmte Temperatur – überschritten wurde und eine Brandverletzung kurz bevorstünde, wenn man nicht reagieren würde. Es schmerzt somit schon kurz bevor eine Verbrennung an der Hand entsteht; durch den Schmerz wird ein Reflex ausgelöst, sodass die Hand schnell zurückgezogen werden kann. So wird im besten Fall eine tatsächliche Schädigung verhindert. Akuter Schmerz hat eine Warnfunktion. Er weist auf eine drohende Schädigung oder eine bereits eingetretene Schädigung hin. Dadurch wird eine Reaktion ermöglicht, z. B. das Zurückziehen der Hand, oder bei einer tatsächlichen Schädigung ein Schonverhalten, das den Heilungsprozess unterstützt.

Die Verarbeitung von Schmerzreizen im Gehirn ist ziemlich komplex. Vom Thalamus aus werden verschiedene Bereiche des Gehirns informiert und der somatosensorische Kortex wird aktiviert. Durch die Verarbeitung in diesem Hirnbereich wird der Schmerz bewusst wahrgenommen, die Schmerzintensität und der Schmerzort zugeordnet, sodass dann ein Schmerz mit einer bestimmten Intensität beispielsweise an der Hand wahrgenommen wird. Zusätzlich werden weitere Hirnbereiche aktiviert. Diese sind in Abbildung 1 dargestellt.

Man bezeichnet die verschiedenen Hirnbereiche, die an der Schmerzverarbeitung beteiligt sind, als „Schmerznetzwerk“. Dieses Schmerznetzwerk beeinflusst das Schmerzerleben durch vorherige Erfahrungen, Gefühle, Gedanken und Bewertungen. Zudem werden Prozesse im Körper angestoßen, die not-

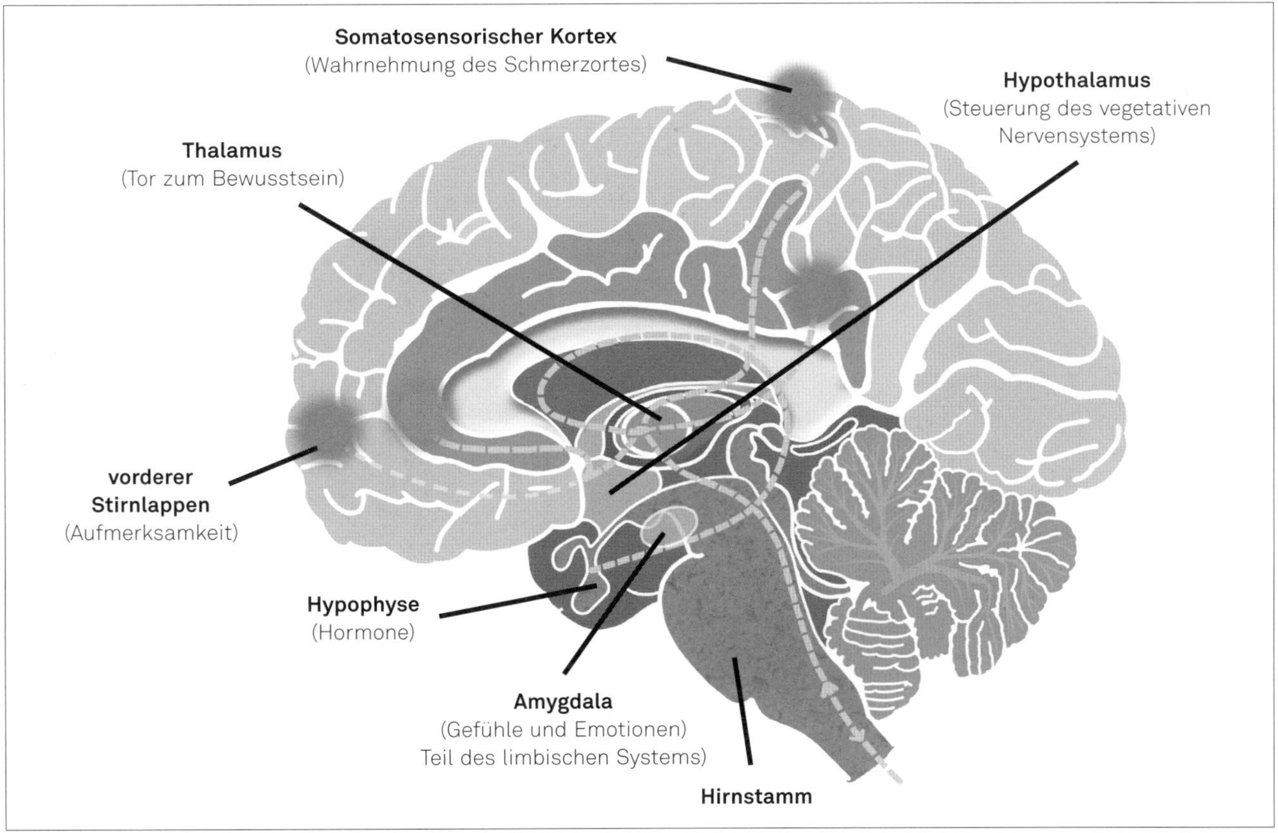

Abbildung 1: Hirnareale, die an der Schmerzverarbeitung beteiligt sind (© Julia Wager, Abdruck erfolgt mit Genehmigung)

wendig sind, um angemessen auf den Schmerz zu reagieren. Beispielsweise werden Stresshormone ausgeschüttet, die den Körper in Alarmbereitschaft versetzen und so die Warnwirkung des Schmerzes unterstützen.

7.2 Entwicklung chronischer Schmerzen

Bei Menschen mit chronischen Schmerzen finden die gleichen Verarbeitungsprozesse im Gehirn statt wie bei akuten Schmerzen. Das gesamte Schmerznetzwerk wird aktiviert.

Wie unterscheidet sich die Verarbeitung von akuten und chronischen Schmerzen im Gehirn?

Im Gegensatz zu akuten Schmerzen werden bei chronischen Schmerzen keine Schmerzsignale aus dem Körper an das Gehirn gesendet, oder die aus dem Körper gesendeten Schmerzsignale werden im Gehirn deutlich verstärkt. Es kann sogar vorkommen, dass andere Signale wie Druck oder eine nur leicht erhöhte Körpertemperatur als Schmerz „fehlgedeutet" werden. Der Schmerz ist nun zu einer eigenständigen Erkrankung geworden. Es gibt keine klare körperliche Ursache für den Schmerz.

Das Schmerzgedächtnis

Bei einer chronischen Schmerzstörung ist das Schmerznetzwerk ausgesprochen gut trainiert, sodass zwischen den verschiedenen Hirnregionen besonders viele Informationen ausgetauscht werden. Schmerz wird also sehr gut – oder besser gesagt: zu gut – verarbeitet. Man bezeichnet dieses übermäßig gut funktionierende Schmerznetzwerk auch als „Schmerzgedächtnis".

Wissenschaftler:innen erklären sich die Entstehung eines Schmerzgedächtnisses folgendermaßen: Die Nervenzellen und Hirnbereiche, die an der Verarbeitung von Schmerzsignalen beteiligt sind, verknüpfen sich sehr intensiv miteinander. Je häufiger und intensiver das Schmerznetzwerk aktiviert wird, umso besser werden die Verbindungen. Man kann sich das als einen Trampelpfad vorstellen, der zunächst nur selten begangen wird. Möchte jemand diesen Pfad gehen, müssen immer wieder kleine Äste oder andere Hindernisse aus dem Weg geräumt werden, um ihn passieren zu können. Wird dieser Pfad dann immer häufiger begangen, wird er mit der Zeit breiter und besser begehbar. Man kann schnell und ungehindert über diesen Pfad rennen, nach einer Weile sogar mit einem Fahrrad oder einem Auto den Weg zurücklegen. Hat sich ein Schmerzgedächtnis entwickelt, werden alle Reize sehr schnell weiterverarbeitet. An der Schmerzverarbeitung sind, wie in Abbildung 1 dargestellt, auch Hirnbereiche beteiligt, die beispielsweise für die Verarbeitung von Gefühlen zuständig sind. Daher entsteht ein Schmerzgedächtnis umso eher, je häufiger Schmerz zeitgleich mit psychischer Anspannung auftritt. Hat jemand beispielsweise Stress wegen einer Klassenarbeit und gleichzeitig Schmerzen, wird diese Verbindung besonders gut gespeichert. So kann bei der nächsten Klassenarbeit erneut, ohne dass Schmerzsignale aus dem Körper gesendet werden, das Schmerznetzwerk aktiviert und somit Schmerzen wahrgenommen werden; allein dadurch, dass die entsprechenden Hirnareale miteinander verknüpft sind und sich so gegenseitig aktivieren. Schmerz kann somit ähnlich abgespeichert werden wie andere Erinnerungen; die „Erinnerung an Schmerz“ (die tatsächlich eine Aktivierung des somatosensorischen Kortex darstellt) ähnelt einem Akutschmerz so sehr, dass man sie nicht voneinander unterscheiden kann. Das Schmerzgedächtnis kann jederzeit aktiviert werden, zum Beispiel durch eine Klassenarbeit, aber auch durch unangenehme Gefühle oder durch Aufmerksamkeit auf die schmerzende Stelle, weil die hierfür zuständigen Hirnareale Teil des Schmerznetzwerkes und somit an der Schmerzverarbeitung beteiligt sind.

Warum entsteht ein Schmerzgedächtnis?

Ein Schmerzgedächtnis entsteht vor allem dann, wenn man immer wieder akute Schmerzen erlebt und diese Schmerzepisoden gleichzeitig mit psychischer Belastung oder Stress auftreten. Aber auch ein einmaliges, sehr gravierendes Schmerzerlebnis kann sich direkt im Gehirn „festsetzen“.

Hat sich ein Schmerzgedächtnis ausgeprägt, werden auch Signale aus dem Körper, die keine Schmerzsignale sind, wie ein leichter Druck, fälschlicherweise als Schmerz verarbeitet. Daher erleben Menschen mit einem ausgeprägten Schmerzgedächtnis häufiger und stärkere Schmerzen. Diese komplexen Abläufe werden in dem Animationsfilm „Schmerzverarbeitung im

Gehirn – Was bei chronischen Schmerzen anders ist" anschaulich dargestellt (vgl. www.youtube.com/watch?v=uDtvLEJ9V38).

Nun haben wir die Entstehung chronischer Schmerzen aus neurobiologischer Sicht erläutert. Aber warum kommt es zu diesen Veränderungen?

Das biopsychosoziale Schmerzmodell

Wissenschaftler:innen haben lange Zeit gerätselt, warum chronische Schmerzen entstehen. Besonders schwer nachvollziehbar war, weshalb sie bei einigen Menschen über viele Jahre bestehen bleiben und bei anderen wieder verschwinden. Klar ist, dass immer biologische, psychologische und soziale Einflüsse eine Rolle spielen. Doch wie diese Einflussfaktoren bei jedem einzelnen zusammenspielen, ist ganz unterschiedlich. Zusammenfassend wird diese Annahme in einem biopsychosozialen Modell beschrieben.

Die Erkenntnis, dass sowohl biologische als auch psychische und soziale Faktoren eine wichtige Rolle bei der Entstehung und Aufrechterhaltung von chronischen Schmerzen spielen, hat die Behandlung chronischer Schmerzen sehr vorangebracht. Denn nur die Berücksichtigung aller drei Bereiche ermöglicht eine erfolgreiche Therapie.

Im Folgenden möchten wir einige Beispiele für biologische, psychologische und soziale Faktoren geben, die für die Schmerzentstehung relevant sein können.

Biologische Bedingungsfaktoren. Bei einigen Schmerzerkrankungen, zum Beispiel bei der Migräne, ist eine Häufung innerhalb von Familien zu beobachten. Grund hierfür ist eine genetische Veranlagung dieser Schmerzerkrankung, die von Eltern an ihre Kinder weitergegeben werden kann. Besonders häufig haben Kinder eine Migräne, wenn auch ihre Mutter eine Migräne hat.

Bei vielen Kindern und Jugendlichen stehen akute Schmerzen am Anfang der Schmerzstörung, so wie beispielsweise bei Lena (vgl. Kapitel 1), bei der zunächst eine Blinddarmentzündung vorlag. Durch die wiederholte Schmerzerfahrung und die gleichzeitige psychische Belastung hat sich ihr Gehirn verändert. Es ist ein Schmerzgedächtnis entstanden, sodass der Schmerz nun unabhängig von Schmerzsignalen aus dem Körper jederzeit entstehen kann.

Psychologische Bedingungsfaktoren. Gedanken und Gefühle können die Schmerzwahrnehmung beeinflussen. Hirnbereiche, die Gedanken und Gefühle verarbeiten, sind Teil des Schmerznetzwerkes, daher beeinflussen Gedanken und Gefühle nicht nur chronische Schmerzen, sondern auch akute Schmerzen. Verletzt man sich beispielsweise, wenn man gerade sehr traurig ist, wird der Schmerz intensiver wahrgenommen. Bei chronischen Schmerzen spielen häufig auch Angst, hohe Leistungsansprüche oder Stress eine wichtige Rolle.

Gedanken können Gefühle beeinflussen. Bei chronischen Schmerzen entstehen bei vielen Betroffenen negative Gedanken wie „Die Schmerzen werde ich nie wieder los!“, „Wenn meine Schmerzen so schlimm bleiben, werde ich in der Schule immer schlechter!“ oder „Meine Schmerzen werden bestimmt durch eine schlimme Krankheit verursacht“. Gelingt es, trotz der Schmerzen optimistisch zu bleiben, kann das zu einer Schmerzverringerung beitragen.

Aufmerksamkeit ist ebenfalls ein wichtiger Faktor, der die Schmerzwahrnehmung beeinflusst. Ist die Aufmerksamkeit sehr stark auf den eigenen Körper und die schmerzende Stelle gerichtet, wird der Schmerz stärker wahrgenommen. Hat jemand wegen der Schmerzen große Sorge, führt dies in der Regel dazu, dass der Schmerz ganz besonders aufmerksam beobachtet wird. Ist die Aufmerksamkeit jedoch nach außen gerichtet, z. B. auf ein spannendes Spiel, auf Musik oder auf eine Unterhaltung, werden Schmerzen weniger intensiv wahrgenommen.

Die Schmerzwahrnehmung ändert sich somit, je nachdem wie sich Ihr Kind fühlt, worüber es nachdenkt und welche Belastungen es erlebt. Wie stark jeder einzelne Faktor ins Gewicht fällt, ist ganz unterschiedlich. Denn was für den einen Stress verursacht, stellt für jemand anderen kein Problem dar.

Soziale Bedingungsfaktoren. Das soziale Umfeld ist für Kinder und Jugendliche sehr wichtig. In diesem Umfeld lernen Kinder von anderen und erleben ein soziales Miteinander. Daher sind beispielsweise Eltern ein wichtiges Rollenvorbild für ihre Kinder. Wie Eltern mit eigenen Schmerzen oder Erkrankungen umgehen, prägt Kinder. Auch die Reaktion von Eltern oder anderen wichtigen Bezugspersonen auf die Schmerzen des Kindes beeinflussen das Kind wesentlich. Sind Eltern beispielsweise sehr besorgt, überträgt sich diese Sorge auf das Kind. Diese Sorge begünstigt eine stärkere Schmerzwahrnehmung. Sind Eltern hingegen zuversichtlich, überträgt sich diese Zuversicht auf das Kind und kann zu einer Schmerzreduktion beitragen. Selbstverständlich ist es für Eltern nicht immer möglich, zuversichtlich zu sein, und Sorge ist in manchen Situationen angemessen. Wichtig ist jedoch zu wissen, dass Sorge – egal ob angemessen oder nicht – die Schmerzwahrnehmung des Kindes verstärken wird.

Das soziale Umfeld stellt für Kinder darüber hinaus eine wichtige Ressource dar. Eltern, andere Bezugspersonen und Freunde können viel Sicherheit geben. Es kann aber auch zu einem großen Stressfaktor werden, z. B., wenn sich Eltern viel streiten oder ein Kind in der Schule gemobbt wird. Häufig ist zu beobachten, dass die sozialen Kontakte bei Kindern und Jugendlichen mit einer Schmerzstörung mit der Zeit weniger werden. Treffen mit Freunden werden abgesagt und der Sportverein wird nicht mehr besucht. Sozialer Rückzug begünstigt eine bedrückte Stimmung, die wiederum zu einer stärkeren Schmerzwahrnehmung führt.

Für jedes Kind und jede Jugendliche muss ganz konkret herausgefunden werden, welche Faktoren für sein oder ihr Schmerzproblem wichtig sein könnten. Jeder Bedingungsfaktor kann die Wahrscheinlichkeit erhöhen, dass chronische Schmerzen entstehen. Und jeder einzelne Faktor beeinflusst die Schmerzwahrnehmung ganz individuell. Wie Sie herausfinden können, welche Faktoren für Ihr Kind wichtig sind und wie Sie gemeinsam einige Bedingungsfaktoren verändern können, beschreiben wir in Kapitel 9.1. und Kapitel 9.2. Wichtig ist: Die *eine* Ursache für den Schmerz gibt es nicht – es sind immer mehrere Bedingungsfaktoren.

8 Wodurch wird eine Schmerzstörung aufrechterhalten?

Bei einigen Kindern und Jugendlichen mit chronischen Schmerzen verbessert sich mit der Zeit die Symptomatik. Bei vielen halten die Schmerzen jedoch an, wenn sie nicht wirksam behandelt werden. Der Grund dafür ist ein sogenannter „Teufelskreis" (siehe Abbildung 2). Wir nutzen dieses Teufelskreis-Modell, um zu verdeutlichen, wie chronische Schmerzen sich selbst aufrechterhalten und verstärken. Grundlage des Teufelskreises ist die „normale" Verarbeitung von Schmerzen, die in Kapitel 7.1 erläutert wurde.

Die Aufmerksamkeit spielt eine zentrale Rolle bei der Schmerzverarbeitung und beeinflusst eine bestimmte Region im Gehirn, den Thalamus, das „Tor zum Bewusstsein". Nur Signale, die wichtig genug sind, werden weiterverarbeitet. Da Kinder und Jugendliche mit chronischen Schmerzen in vielen Bereichen ihres Lebens durch die Schmerzen schwer beeinträchtigt werden, haben Schmerzen eine hohe Bedeutung. Die Aufmerksamkeit auf die Schmerzen ist daher sehr hoch, weshalb diese mit einer hohen Priorität verarbeitet und in der Regel vom Türsteher durchgelassen werden.

Menschen bewerten fast alles, was ihnen passiert, da diese Bewertung ihnen hilft, angemessen zu reagieren. Werden Schmerzen wahrgenommen, erfolgt fast automatisch eine Bewertung. Meistens werden Schmerzen negativ bewertet – vor allem dann, wenn sie andauernd bestehen. Es entstehen Gedanken wie „Der Schmerz geht nie wieder weg!" oder „Der Schmerz ruiniert mein ganzes Leben!". Weil unser Gehirn „assoziativ" arbeitet, also immer Ähnliches aus der Erfahrung heranzieht, gesellen sich weitere negative Erinnerungen zu den negativen Schmerzgedanken. Das können Erinnerungen an schmerzhafte Erfahrungen sein, wie zum Beispiel an einen Unfall, aber auch andere unschöne Erinnerungen wie der Tod eines Haustiers, die Erkrankung eines geliebten Menschen oder eine sehr peinliche Situation in der Schule. Solche negativen Gedanken und Erinnerungen lösen automatisch Gefühle wie Frust, Wut, Angst, Trauer oder Hilflosigkeit aus. Gefühle bedingen wiederum körperliche Reaktionen, die das Kind wahrnehmen kann. Bei „Angst" schüttet der Körper zum Beispiel Stresshormone aus, die zu einer Anspannung der Muskeln und/oder einem erhöhten Puls führen. Gleichzeitig begünstigen Stresshormone die Schmerzsensibilisierung. Das bedeutet, dass Schmerzreize stärker empfunden werden oder auch nicht schmerzhafte Reize, z. B. Druckreize, als Schmerz wahrgenommen werden. Starke Schmerzen begünstigen Schonverhalten und Passivität. Durch passives Verhalten wird mehr Fokus auf den Körper gerichtet und negative Gedanken und Gefühle werden begünstigt. So werden Signale aus dem Körper mit einer noch größeren Wahrscheinlichkeit vom Thalamus als relevant eingestuft und weiterverarbeitet – der Teufelskreis geht in die nächste Runde.

Dieses Teufelskreis-Modell verdeutlicht, weshalb chronische Schmerzen sehr hartnäckig sein können. Der Teufelskreis kann jedoch durchbrochen werden. Das funktioniert besonders gut, wenn betroffene Kinder oder Jugendliche mehrere Stellen des Teufelskreises aktiv adressieren. Beispielsweise können Strategien zur Aufmerksamkeitslenkung erlernt und die körperliche Anspannung reduziert werden oder negative Schmerzgedanken, mit etwas Übung, durch hilfreiche Gedanken ersetzt werden. Im nachfolgenden Kapitel werden hierzu einige Hinweise gegeben.

Eine wichtige Botschaft ist: Die Veränderungen, die im Gehirn aufgrund chronischer Schmerzen entstehen (vgl. Kapitel 7.2), können sich wieder zurückbilden. So wie wir Dinge, die wir irgendwann einmal gelernt haben, durchaus wieder vergessen können, kann auch das Schmerzgedächtnis teilweise gelöscht werden.

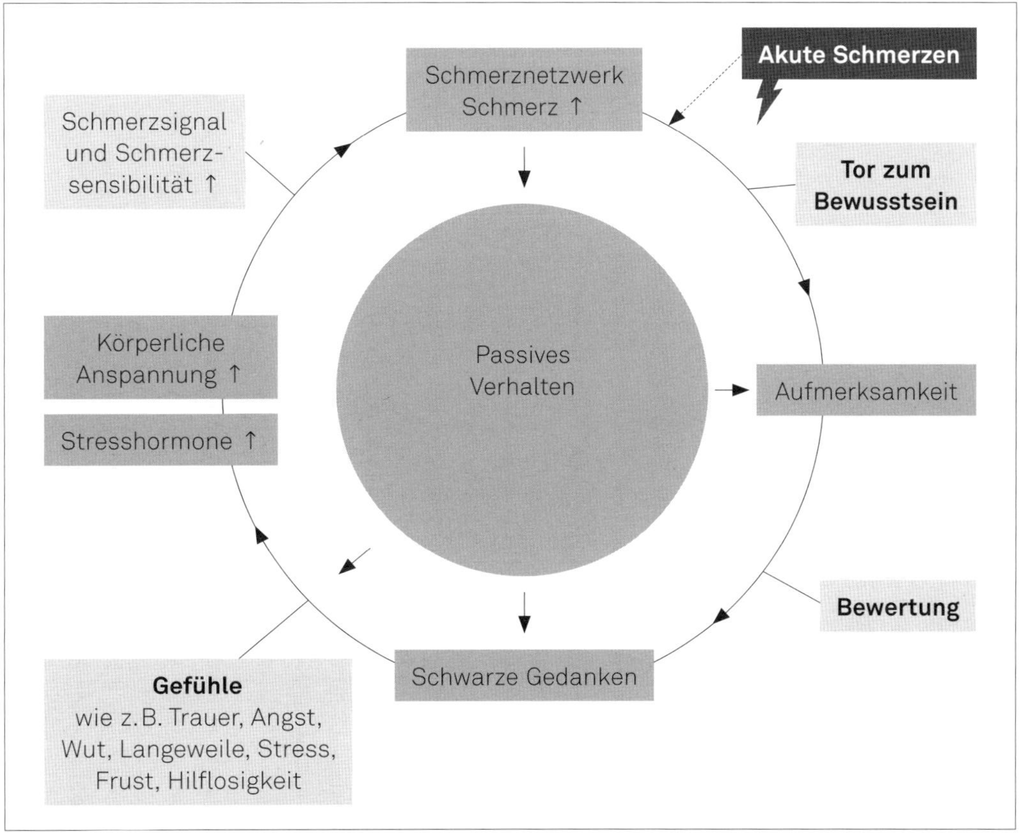

Abbildung 2: Teufelskreis chronischer Schmerzen

9 Was kann man tun?

Eine Schmerzstörung im Kindes- und Jugendalter kann sehr gut behandelt werden. Je früher die Diagnose einer Schmerzstörung gestellt wird und die Betroffenen einen guten Umgang mit ihren Schmerzen erlernen, umso besser. Im Folgenden möchten wir beschreiben, wie Eltern ihre Kinder unterstützen (vgl. Kapitel 9.1) und was Betroffene selbst tun können (vgl. Kapitel 9.2). Wir möchten aber auch darauf eingehen, wie pädagogische Fachkräfte Kindern und Jugendlichen mit einer Schmerzerkrankung am besten begegnen (vgl. Kapitel 9.3).

9.1 Was können Eltern tun?

Für Eltern ist es besonders schwierig, ihr Kind leiden zu sehen und nicht zu wissen, wie sie ihm helfen können. Viele Eltern beschäftigen sich mit der Frage, ob sie oder ihre Erziehung „schuld" sind, dass ihr Kind chronische Schmerzen hat. Nachdem Sie, als Leserin oder Leser, nun schon einiges über chronische Schmerzen erfahren haben, können Sie sich diese Frage selbst beantworten. Es gibt nicht nur den einen, sondern viele Faktoren, die zur Entstehung und Aufrechterhaltung chronischer Schmerzen beitragen (vgl. Kapitel 7.2). Daher kann es nicht den oder die eine Schuldige geben.

Aber Eltern können sehr viel tun, um ihr Kind mit chronischen Schmerzen zu unterstützen. Im Folgenden möchten wir verschiedene Möglichkeiten vorstellen und Ihnen Tipps geben, an welchen Stellen Sie ansetzen können. Diese Empfehlungen können vor allem dann gut wirken, wenn mehrere Ansätze parallel umgesetzt werden.

1 **Das Kind ernst nehmen.** Egal, was Sie vermuten, welche Ursachen den Schmerzen zugrunde liegen könnten: Ihr Kind erlebt den Schmerz. Es bildet sich die Schmerzen nicht ein. Viele Kinder und Jugendliche mit chronischen Schmerzen machen die Erfahrung, dass sie sich nicht ernst genommen fühlen. Gerade wenn medizinische Untersuchungen unauffällige Befunde zeigen, erhalten die Betroffenen Rückmeldungen wie „Du hast nichts!" oder „Es ist alles in Ordnung!". Ärzt:innen meinen damit, dass die Befunde unauffällig sind und keine Organschädigung vorliegt. Beim Kind kommt aber an: „Ich bin nicht krank und

sollte daher keine Schmerzen haben!". Dadurch entsteht leicht die Annahme „Die anderen glauben, ich bilde mir die Schmerzen nur ein!" oder „Die anderen glauben nicht, dass ich Schmerzen habe". Während es sich bei diesem Beispiel eher um ein Missverständnis handelt, gibt es aber auch ganz konkrete Äußerungen, die die Schmerzen der Betroffenen anzweifeln: „Stell dich nicht so an! Du hast doch nichts" oder „Es kann nicht sein, dass du Schmerzen hast!". Da man chronische Schmerzen, im Gegensatz zu akuten Schmerzen, von außen nicht durch einen speziellen Gesichtsausdruck oder durch Schmerzäußerungen der Betroffenen wahrnehmen kann, erleben diese immer wieder, dass ihnen nicht geglaubt wird.

Merke

Sie als Eltern sollten die Schmerzen Ihres Kindes daher nicht anzweifeln. Sie sollten vielmehr Interesse an den Schmerzen zeigen und versuchen, sie besser zu verstehen. Denn Schmerz ist eine ganz individuelle Erfahrung.

Damit Sie die Schmerzen Ihres Kindes besser nachvollziehen können, ist es sinnvoll, mit Ihrem Kind über die verschiedenen Ebenen der Schmerzen zu sprechen. Auf der biologischen Ebene kann Ihr Kind beschreiben, wo genau die Schmerzen sind, wie sie sich anfühlen, wie stark sie sind und ob es Schwankungen, abhängig von Tageszeit bzw. Wochentag gibt oder die Schmerzen in bestimmten Situationen auftreten oder schlimmer werden. Anschließend können Sie behutsam die anderen beiden Ebenen – die psychologische und die soziale – ansprechen. Werden die Schmerzen schlimmer, wenn Ihr Kind traurig, angespannt oder wütend ist? Treten die Schmerzen häufiger in der Schule oder zu Hause auf? Gibt es ganz klare Auslöser für die Schmerzen? Sobald Ihr Kind annehmen kann, dass viele verschiedene Faktoren die Schmerzen beeinflussen, können Sie gemeinsam überlegen, welche konkreten Faktoren für Ihr Kind relevant sind und ob bzw. wie sie daran etwas ändern können.

Merke

Es ist wichtig, dass sowohl Sie als auch Ihr Kind ein gutes biopsychosoziales Verständnis chronischer Schmerzen entwickeln. Hierbei können beispielsweise

Edukationsfilme helfen (z. B. der Animationsfilm „Den Schmerz verstehen – und was zu tun ist in 10 Minuten!“ unter www.youtube.com/watch?v=KpJfixYgBrw).

2 **Schmerzbegünstigende Faktoren erkennen und verändern.** Oft haben Kinder und Eltern zunächst einmal die Idee, dass es einen speziellen Auslöser für die Schmerzen gibt. Den Blick zu weiten und offen für ein breiteres Verständnis chronischer Schmerzen zu sein, setzt Wissen über das biopsychosoziale Modell voraus (vgl. Punkt 1). Wie erwähnt gilt: Für die Entstehung und Aufrechterhaltung chronischer Schmerzen sind immer mehrere Faktoren verantwortlich. Sie können gemeinsam mit Ihrem Kind ein individuelles biopsychosoziales Modell erarbeiten. Dies geht besonders gut, wenn Sie sich vorher gemeinsam den Animationsfilm (vgl. Kasten oben) angeschaut haben oder Ihr Kind das entsprechende Kapitel für Kinder bzw. Jugendliche in diesem Buch gelesen hat (vgl. Kapitel 9.3). Wichtig ist, dass Ihr Kind versteht, was es mit dem biopsychosozialen Modell auf sich hat.

Welche Faktoren für Ihr Kind relevant sind, können Sie in einem gemeinsamen Gespräch überlegen oder Sie nutzen das Arbeitsblatt „Mein biopsychosoziales Modell“ (vgl. Anhang auf Seite 82). Sie kennen Ihr Kind am besten. Manche Kinder und Jugendliche profitieren sehr davon, wenn ein Elternteil die Überlegungen im Vorhinein in die Spalten eingetragen hat (ohne Anspruch auf die Wahrheit) und diese anschließend mit dem Kind bespricht. Manche Jugendliche haben keine Lust, zu schreiben oder finden das komisch. Dann ist ein Gespräch die bessere Alternative. Andere Jugendliche setzen sich lieber allein hin, um zu überlegen.

Mögliche Fragen, um biopsychosoziale Faktoren, die für die Schmerzen relevant sind, zu detektieren

Biologische Faktoren:

- Gab es zu Beginn der Schmerzen eine Verletzung oder eine Erkrankung?
- Gibt es Schmerzen in der Familie (genetische Disposition)?
- Wie fit ist Ihr Kind?

Psychische Faktoren:

- Fühlt sich Ihr Kind gestresst?
- Hat es Ängste oder Sorgen?

- Haben die Schmerzen einen Einfluss auf das emotionale Wohlergehen Ihres Kindes?
- Hütet Ihr Kind bedrückende Geheimnisse?
- Hat Ihr Kind etwas Belastendes erlebt?

Familiäre oder andere soziale Faktoren:
- Gibt es elterliche/familiäre Konflikte oder Streitigkeiten? Falls ja, wie nimmt Ihr Kind diese wahr und wie stark ist es dadurch belastet?
- Gibt es Konflikte mit Gleichaltrigen oder Mobbing?
- Wie gut kommt Ihr Kind in der Schule zurecht?

Es gibt eine große Anzahl an potenziell emotional belastenden Themen, welche durch eine erhöhte körperliche Anspannung zur Schmerzverstärkung beitragen können. Viele Kinder sind erleichtert, wenn sie über ihre Sorgen und Ängste sprechen können. Manchmal sind Kinder aber sehr verschlossen oder schämen sich, bestimmte Dinge anzusprechen. Wenn Sie spüren, dass Ihr Kind psychisch belastet ist, aber nicht darüber redet, geben Sie ihm Zeit. Sagen und signalisieren Sie ihm, dass Sie jederzeit ein offenes Ohr haben. Auch ohne konkret zu wissen, was Ihr Kind belastet, können Sie mit ihm über die Wichtigkeit psychosozialer Faktoren bei der Schmerzentstehung sprechen. Auf dem Arbeitsblatt zum biopsychosozialen Modell kann Ihr Kind auch einen Platzhalter eintragen, wenn es etwas nicht mit Ihnen besprechen möchte. In einer liebevollen und durch Vertrauen geprägten Atmosphäre wird Ihr Kind vielleicht nach einiger Zeit über seine belastenden Erfahrungen reden. Manchmal stecken aber auch sehr ernsthafte psychische Probleme hinter der Verschlossenheit eines Kindes. So fällt es Kindern mit stark belastenden oder traumatischen Lebenserfahrungen häufig schwer, darüber zu

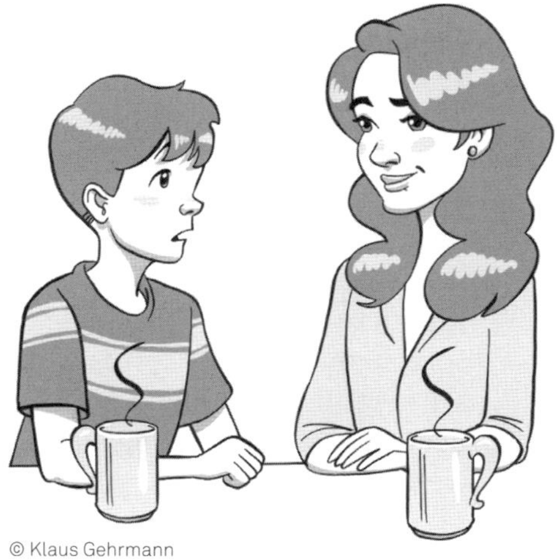

reden. Falls Sie vermuten, dass Ihr Kind eine solche Erfahrung gemacht haben könnte, sollte unbedingt ein Psychotherapeut oder eine Psychotherapeutin aufgesucht werden.

Merke

Ein individuelles biopsychosoziales Modell zu entwickeln, hat das Ziel, zunächst einmal die Komplexität des Schmerzes besser zu begreifen und zu verstehen, wie verschiedene Aspekte das Schmerzerleben verändern können. Aber die gefundenen Bedingungsfaktoren eignen sich auch, um zu überlegen, ob etwas an diesen Faktoren geändert werden kann.

Wenn Ihr Kind beispielsweise sehr gestresst ist, überlegen Sie, wodurch der Stress entsteht und wie dieser ggf. reduziert werden kann. Bei starker Traurigkeit oder ausgeprägten Ängsten kann es sinnvoll sein, einen Psychotherapeuten oder eine Psychotherapeutin aufzusuchen. Hat ein Kind starke Ängste aufgrund der Schmerzen, weil z. B. eine ernsthafte organische Erkrankung vermutet wird, ist es empfehlenswert, mit dem Arzt bzw. der Ärztin Ihres Kindes darüber zu sprechen. Oft ist es hilfreich, wenn die unauffälligen Untersuchungsbefunde noch einmal besprochen werden und der Arzt oder die Ärztin erläutert, warum diese Untersuchungen zum aktuellen Zeitpunkt ausreichend sind, um alle ernsthaften Erkrankungen auszuschließen. Konflikte in der Familie können beispielsweise in gemeinsamen Gesprächen adressiert werden, in denen jeder seine Sichtweise beschreibt und seine Wünsche äußern kann. So können für die verschiedenen schmerzbegünstigenden Faktoren Lösungsansätze erarbeitet werden.

3 **Aktive Schmerzbewältigung unterstützen.** Das Gehirn kann Schmerzen leider sehr schnell lernen. Je intensiver das Gefühl dabei ist (vor allem bei negativen Gefühlen), desto schneller und besser lernt das Gehirn die Schmerzen. Was unser Gehirn lernt, darauf haben wir nicht immer Einfluss. Alles um uns herum wird vom Gehirn verarbeitet. Weil Schmerzen in der Regel als unangenehm empfunden werden, wirken negative Gefühle wie ein Katalysator. Sie verstärken die Wahrnehmung der Schmerzen und erleichtern das Lernen, da das Gehirn im selben Moment Schmerzen und einen ebenfalls unangenehmen Gefühlszustand verarbeitet. So können sich Schmerzen verselbstständigen – es entsteht ein Schmerzgedächtnis (vgl. Kapitel 7.2).

Wie in Kapitel 3 beschrieben, ist eine Schmerzstörung eine eigenständige Erkrankung, der kein Organschaden zugrunde liegt oder der Schmerz deutlich stärker empfunden wird, als dies aufgrund der Gewebeschädigung zu erwarten wäre. Liegt eine Schmerzstörung vor, verarbeiten die Nerven und das Gehirn Schmerzreize besonders gut und auch „harmlose" nicht schmerzhafte Körpersignale wie z. B. eine starke Anspannung im Nacken oder Rücken können als Schmerz wahrgenommen werden.

Merke

Bei chronischen Schmerzen ist daher der Schmerz kein Warnsignal und körperliche Schonung führt nicht zu einer Besserung. Vielmehr trägt körperliche Schonung zu einer Verschlimmerung der Schmerzsymptomatik bei.

Bei monatelanger Schonung wird der Körper schwächer und weniger belastbar. Stresssituationen können nicht mehr gut gemeistert werden. Ebenso werden soziale Situationen immer seltener aufgesucht, sodass Betroffene weniger Freunde haben, häufiger einsam und traurig sind und sich sehr stark auf sich selbst, ihre Schmerzen und ihre schwierige Situation fokussieren. Dadurch erleben Kinder und Jugendliche, die sich aufgrund ihrer Schmerzen sehr viel schonen, vermehrt Stress und Anspannung, was das Schmerzerleben verstärkt.

Merke

Die meisten Kinder schonen sich bei Schmerzen intuitiv, da sie dieses Verhalten bei akuten Schmerzen erlernt haben. Nun müssen Sie und auch Ihr Kind verstehen, dass Vermeidung und Schonung bei chronischen Schmerzen der falsche Weg sind. Für Ihr Kind heißt das, dass der Schulbesuch auch mit Schmerzen, Hausaufgaben und Lernen und Aufgaben im Haushalt unabhängig von der Schmerzstärke erledigt werden sollten.

Oft ist es schwierig, wieder aktiver zu werden, weil es viel Kraft und Ausdauer benötigt. Wieder aktiver zu werden, ist auch deswegen so schwierig, weil die Schmerzen zunächst stärker werden können. Dies liegt daran, dass sich der Körper erst wieder an eine zunehmende Belastung gewöhnen muss. Daher sind gerade in der ersten Zeit Ruhezeiten sehr wichtig. Diese sollten bereits am Abend vorher geplant werden und nach Plan – nicht beim Auftreten von Erschöpfung oder einer Schmerzverschlimmerung – umgesetzt werden. Keinesfalls darf der Schmerz die Tagesstruktur bestimmen. Hat Ihr Kind körperliche Einschränkungen, besprechen Sie mit der Ärztin, was Ihr Kind aus medizinischer Sicht machen kann. Darüber hinaus sollte keine Schonung stattfinden.

Sie können Ihr Kind dabei unterstützen, wieder aktiv zu werden. Dafür ist es zunächst wichtig, (wieder) eine geregelte Tagesstruktur zu etablieren. Die Zeiten, wann Ihr Kind morgens aufsteht und wann es abends ins Bett geht, sollten orientiert am Alter Ihres Kindes festgelegt werden. Während diese Zeiten bei jüngeren Kindern durchaus von Eltern bestimmt werden können, sollten sie mit Jugendlichen gemeinsam ausgehandelt werden. Nur wenn Ihr Kind einverstanden ist, können Sie es unterstützen, diese vereinbarten Zeiten einzuhalten.

Ziel ist es, dass sich Ihr *Kind selbstständig organisiert.* Auf dem Weg dahin ist manchmal eine gewisse Unterstützung notwendig, z.B. indem Sie morgens zur Aufstehzeit in das Zimmer Ihres Kindes gehen. Gerade zu Beginn dieser neuen Regelungen sollten auch Ruhezeiten tagsüber eingeplant werden, beispielsweise eine Stunde nach der Schule.

Tagesplan

Entwickeln Sie gemeinsam mit Ihrem Kind einen Tagesplan, der den Schulbesuch, Hausaufgaben, Freizeitaktivitäten, familiäre Verpflichtungen und sonstige Termine beinhaltet. Ältere Jugendliche können diesen Plan auch gut allein erstellen (eine Vorlage für einen Tages- und Wochenplan findet sich im Anhang auf Seite 83 und auf Seite 84). Achten Sie bei der Planerstellung unbedingt darauf, dass der Plan nicht zu viele Aktivitäten beinhaltet. Denn ein überfüllter Tagesplan bedingt Stress und ist daher ein typischer Auslöser für chronische Schmerzen. Die geplanten Aufgaben müssen machbar sein und es muss noch ausreichend Zeit für Ruhepausen geben. Mit einem konkreten Plan fällt es leichter, gesteckte Ziele zu erreichen.

Oft ist zu beobachten, dass Kinder mit einer Schmerzstörung im Laufe der Zeit eine gewisse „Sonderbehandlung“ durch ihre Eltern erhalten. Sie werden von bestimmten Aufgaben im Haushalt befreit, bekommen ihr Essen ins Zimmer oder ans Bett gebracht, erhalten mehr Medienzeit als ihre Geschwister, dürfen eher unfreundlich zu anderen sein – kurz: die Anforderungen in Alltagssituationen werden von den Eltern verringert aus Sorge, dass Ermahnungen oder Verpflichtungen zu einer Verschlimmerung der Schmerzsituation beitragen. Doch um eine Besserung zu erzielen, muss auch die Erziehung wieder normalisiert werden.

Medienkonsum

Die Umsetzung eines strukturierten Alltags kann durch einen übersteigerten Medienkonsum (z. B. Videospiele, Social Media, Filmeschauen) sehr erschwert bzw. unmöglich werden. In solchen Fällen müssen Eltern eingreifen und Gebrauch von ihren elterlichen Rechten machen. Bei den meisten Kindern und Jugendlichen ist es jedoch ausreichend, eine klare Regel festzulegen: „Erst die Arbeit, dann das Vergnügen!“ Bei dieser Regel werden die Medien erst dann freigegeben, wenn das Lernen, die Hausaufgaben und andere Verpflichtungen erledigt sind. Vereinbarte Medienzeiten sollten eingehalten werden. Vor allem sollte Medienzeit nicht gerade deshalb eingeräumt oder verlängert werden, weil das Kind ohnehin zu Hause ist oder Schmerzen hat. Dies würde eine Aufrechterhaltung der Schmerzen begünstigen.

Bei einem sehr starken Medienkonsum kann ein „Totalentzug“ für mehrere Wochen notwendig sein. Auch wenn dies zu Konflikten mit Ihrem Kind führt, ist eine solche Maßnahme manchmal sinnvoll. Achten Sie darauf, dass Sie Ihrem Kind Alternativen anbieten, da Ihr Kind eventuell erst wieder herausfinden muss, woran es Freude hat – außer an Medien. Bei einer Medienabhängigkeit ist in der Regel eine psychotherapeutische Behandlung erforderlich, um den Medienkonsum wieder auf ein normales Maß zu reduzieren. Weiterführende Ressourcen zu Medienabhängigkeit und Mediennutzung finden sich im Anhang auf Seite 81.

Die Erkenntnisse aus Forschungsarbeiten sind übrigens sehr eindeutig: Sogar ein Großteil der Kinder und Jugendlichen, die seit Monaten nicht mehr zur Schule gehen und sich nur noch in ihrem Zimmer aufhalten, können nach drei bis vier Wochen stationären Aufenthaltes auf einer Schmerzstation auch mit Schmerzen einen relativ normalen Alltag bestreiten (Claus et al., 2022). Sie können wieder regulär zur Schule gehen und andere Alltagsaktivitäten ganz normal erledigen. Dabei sollte auf eine möglichst gleichmäßige Verteilung der stressigen Aktivitäten (wie z. B. Lernen, Hausaufgaben) geachtet werden, damit nicht zu viel an einem Tag gleichzeitig anfällt. Im Laufe der Zeit wird Ihr Kind immer selbstständiger den Alltag bestreiten. Auch die Ruhezeit kann nach einigen Monaten ggf. weiter reduziert werden.

4 **Richtiges Maß an Aufmerksamkeit und Lob.** Viele Eltern machen sich Sorgen um das Wohlergehen ihres Kindes und fragen es, wie es ihm geht. Diese Sorge zeigt, wie wichtig das Kind ist und wie sehr sie es lieben. Wenn Ihr Kind unter chronischen Schmerzen leidet, sollten Sie jedoch möglichst vermeiden nachzufragen, ob Ihr Kind aktuell Schmerzen hat. Durch eine solche Frage wird die Aufmerksamkeit direkt auf die Schmerzen gelenkt. Selbst die Frage, ob es Ihrem Kind gut geht, kann vom Kind bereits als Frage nach den Schmerzen verstanden werden. Durch den Fokus auf den Schmerz, wird dieser wieder intensiver wahrgenommen. Erlebt ein Kind ständig oder immer wieder Schmerzen, hilft Ihnen die Information, ob es gerade in diesem Moment Schmerzen hat, nicht weiter, da Sie Ihrem Kind die Schmerzen nicht nehmen können. Manchmal sind Kinder durch das wiederholte Nachfragen auch genervt, und Sie erhalten eine Rückmeldung wie „Ja, ich habe immer noch die Schmerzen! Was denkst du denn?“ Die eigentlich gut gemeinte Nachfrage hat ungewollt zu einer Verstärkung der Hilflosigkeit und in der Regel leider auch zu einer Verstärkung der Schmerzen geführt. Dennoch sollten Sie wissen und fragen können, wie es Ihrem Kind geht. Die Frage sollte aber so gestellt werden, dass Ihr Kind damit nicht unmittelbar Schmerzen verbindet.

Dazu eignen sich Fragen, die explizit die Gefühle des Kindes ansprechen, die Sie als Elternteil wahrnehmen. Dies hilft Ihrem Kind. Denn nicht selten fällt es Kindern und Jugendlichen mit chronischen Schmerzen schwer, zwischen den unangenehmen körperlichen Reaktionen, welche die Gefühle von Stress, Ärger, Traurigkeit und Nervosität begleiten sowie den eigentlichen Schmerzen zu unterscheiden. Das Gefühl genau zu benennen, kann dabei helfen herauszufinden, weshalb dieses Gefühl entstanden ist. Perspektivisch erlernt Ihr Kind so, (wieder) besser mit negativen Gefühlen umzugehen.

Beispielhafte Fragen nach dem Wohlergehen Ihres Kindes, die nicht zu einer Schmerzverschlimmerung beitragen
• „Du siehst richtig genervt aus. Was ist los?" • „Du siehst traurig aus. Machst du dir über etwas Sorgen?" • „Ich habe den Eindruck, dass du gerade total gestresst bist. Kann ich dir irgendwie helfen?"

Allerdings fällt es manchen Eltern schwer, nicht nach Schmerzen zu fragen, beispielsweise weil es ihnen spontan herausrutscht oder weil sie aufgrund ihrer Sorge stark angespannt sind und sich eine positive Antwort ihres Kindes erhoffen. Wenn Sie trotz besseren Wissens Ihr Kind immer wieder nach Schmerzen fragen, können Sie mit Ihrem Kind eine Vereinbarung treffen: Sie zahlen Ihrem Sohn oder Ihrer Tochter für jede Nachfrage ein „Schmerzensgeld". Diese Vereinbarung ist fair, weil die Schmerzen Ihres Kindes durch die Nachfrage schlimmer werden. Das Schmerzensgeld für eine Nachfrage kann zum Beispiel 2€ betragen. Die meisten Kinder schließen gerne eine solche Vereinbarung und werden Ihnen jedes Mal mit einem grinsenden Gesicht die Hand entgegenstrecken, sollten Sie erneut nach Schmerzen fragen. Durch diese Maßnahme erlebt Ihr Kind eine positive Stimmung anstelle der Hilflosigkeit. Und häufig haben auch die Eltern nach kurzer Zeit verinnerlicht, nicht nachzufragen. Diese Maßnahme ist übrigens ebenso für Verwandte sehr empfehlenswert.

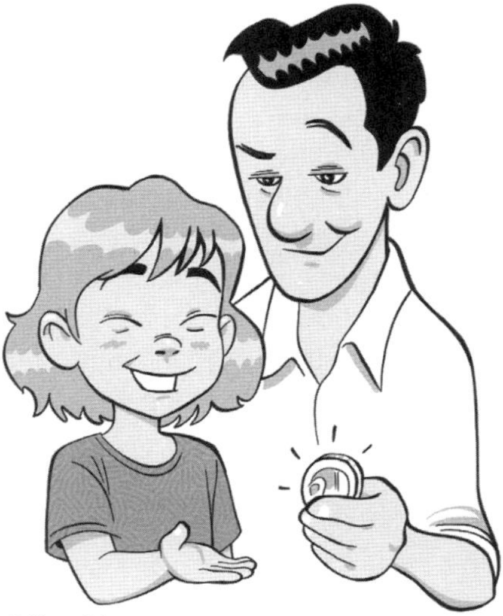

© Klaus Gehrmann

Statt den Fokus auf die Schmerzen zu legen, ist es viel sinnvoller, Ihr Kind zu loben, sobald es sich aktiv den Schmerzen stellt. Ihr Kind wird sich freuen, wenn seine Bemühungen bemerkt werden.

Beispielhafte lobende Bemerkungen, die Ihrem Kind gut tun

- „Ich weiß ja, dass es dir mit den Schmerzen schwergefallen ist. Aber ich find's richtig gut, dass du trotzdem zur Schule gegangen bist!"
- „Toll, dass du heute zum Sport gegangen bist!"
- „Schön, dass du dich heute verabredet hast."

Loben Sie Ihr Kind auch in Momenten, in denen Sie vermuten, dass es keine Schmerzen hat. Denn alles, was Ihr Kind an Alltagsaktivität umsetzt, ist ein großer Schritt hin zur Gesundheit und einem Leben ohne den chronischen Schmerz.

Je nach Alter und Charakter Ihres Kindes kann es hilfreich sein, wenn Sie die aktive Schmerzbewältigung durch einen Verstärkerplan unterstützen (vgl. Kasten); also Ihr Kind eine Belohnung erhält, wenn es vorher definierte Ziele erreicht. Viele Kinder und Jugendliche freuen sich sehr darüber, wenn ihre Bemühungen zu mehr Medienzeit, einem Eis, einer gemeinsamen Unternehmung oder einer kleinen Aufmerksamkeit führen. Wenn Ihr Kind auf etwas spart, ist es auch völlig in Ordnung, wenn der Verstärkerplan Geld beinhaltet. Keine Sorge, Ihr Kind wird nicht zum Materialisten, wenn der Verstärkerplan nicht ausschließlich aus 100 % „pädagogisch wertvollen" Inhalten besteht.

Einführung eines Verstärkerplans

- Ein Verstärkerplan kann eingesetzt werden, um Ihr Kind für eine aktive Schmerzbewältigung zu motivieren.
- Nach festgelegten Regeln erhält Ihr Kind eine Belohnung, wenn es vorher definierte Ziele erreicht.
- Wichtig ist, dass der Verstärkerplan etwas enthält, worüber sich Ihr Kind wirklich freut – dann wird bei jeder aktiven Schmerzbewältigung auch das Belohnungssystem im Gehirn aktiviert, weil Ihr Kind zeitgleich an die baldige Belohnung denkt. Und die Aktivierung des Belohnungssystems geht automatisch mit einer Schmerzreduktion einher – wie praktisch!
- Am besten ist ein Verstärkerplan mit zählbaren und beobachtbaren Verhaltensweisen, z. B. 10 Tage lang jeweils für eine halbe Stunde spazieren gehen, 10 Mal die Hausaufgaben machen (egal wie stark die Schmerzen sind) oder 10 Mal bis zur letzten Stunde in der Schule bleiben. Überlegen Sie gemeinsam mit Ihrem Kind, bei welchen Aktivitäten eine Belohnung helfen könnte.

- Sie kennen Ihr Kind besser – die Zahl „10“ ist zufällig gewählt: bei größeren Belohnungen sollte es anstrengender sein, bei kleinen Belohnungen (z. B. 15 Minuten Medienzeit) kann täglich verstärkt werden. Ihr Kind wird versuchen, möglichst gut zu verhandeln. Das ist normal. Sie sollten aber darauf achten, dass es nicht zu einfach ist, die Belohnung zu erhalten.
- Wichtig ist, dass ein Verstärkerplan nur wirkt, wenn sich das Kind darauf freut. Pädagogische Überlegungen sollten kein zentraler Punkt in einem Verstärkerplan sein. Es ist sogar effektiver, wenn das Kind durch den Verstärkerplan an etwas kommen kann, was Sie sonst eher nicht erlauben würden. Dann ist die Wahrscheinlichkeit sehr hoch, dass sich Ihr Kind in der Schmerzbewältigung anstrengt. Und darum geht es am Ende ja schließlich.

5 **Ein gutes Vorbild sein.** Auch durch Ihr eigenes Verhalten können Sie Ihr Kind bei der Bewältigung der Schmerzen unterstützen, denn das Verhalten der Eltern hat einen enormen Einfluss auf das Verhalten des Kindes. Das gesprochene Wort („Reden“) zählt viel weniger als Taten. Folgende Beispiele sind aus der Sicht von Kindern und Jugendlichen wenig glaubwürdig:

- Ein Elternteil, welches selbst unter Schmerzen leidet (egal welche Ursache) und sich deswegen sehr viel schont und ausruht, dem Kind aber sagt, wie wichtig es ist, trotz Schmerzen in die Schule zu gehen.
- Ein Elternteil, welches leicht reizbar ist und in Stresssituationen schreit und nervös wird, aber vom eigenen Kind erwartet, gelassen zu reagieren.
- Ein Elternteil, welches keine Kritik duldet, aber selbst viel kritisiert (wahlweise „Verbesserungsvorschläge“ vorbringt oder „immer nur das Beste für das Kind will“).
- Ein Elternteil, welches bei leichten körperlichen Symptomen sofort besorgt ist und im Internet mögliche Diagnosen sucht oder den Arzt bzw. die Ärztin konsultiert, dem Kind aber sagt, dass es sich wegen der Schmerzen keine Sorgen machen soll.

Die Liste ließe sich beliebig fortsetzen. Sie können sich sehr sicher sein, dass Ihr Kind genau registriert, ob Eltern das umsetzen, was sie „predigen“. Auf den Punkt gebracht kann man von seinem Kind nur das fordern, was man selbst vormacht. Und wenn das Kind Eltern hat, die mit gutem Beispiel vorangehen, fällt es einem Kind viel leichter, dieses Verhalten umzusetzen. Verhalten, das ein Kind regelmäßig bei seinen Eltern beobachtet, ist für das Kind völlig normal und selbstverständlich. Sind Eltern also sehr aktiv, fällt es einem Kind leicht, sich körperlich zu ertüchtigen. Je jünger ein Kind ist, umso wichtiger sind Eltern in ihrer Vorbildrolle. Bei Jugendlichen spielen dann zunehmend Gleichaltrige eine wichtige Rolle. Aber der Einfluss der Eltern kann auch dann noch (nach)wirken.

Ein gutes Vorbild zu sein, ist manchmal schwer, vor allem, wenn man selbst unter chronischen Schmerzen leidet. Die in diesem Ratgeber dargestellten Hintergründe zur aktiven Schmerzbewältigung gelten aber genauso für Erwachsene. Leitlinien zur Behandlung chronischer Schmerzen bei Erwachsenen empfehlen einen aktiven Umgang mit dem Schmerz. Leiden Sie selbst an chronischen Schmerzen, können Sie Ihr Kind auch unterstützen und ein Vorbild sein, indem Sie selbst eine Schmerztherapie in Anspruch nehmen. Einen besseren Umgang mit den eigenen chronischen Schmerzen zu entwickeln, ist aus unterschiedlichen Gründen sehr wichtig. Der erste Grund ist die zuvor beschriebene Vorbildfunktion. Aber Eltern, die unter chronischen Schmerzen leiden, erleben auch eine erhöhte emotionale Belastung. Diese Belastung wird von Kindern wahrgenommen und führt bei ihnen zu einer erhöhten Anspannung, die wiederum chronische Schmerzen begünstigt oder verstärkt. Ebenso trägt eine große Sorge der Eltern bezüglich der Gesundheit ihres Kindes zu vermehrter Anspannung des Kindes bei. Daher ist es sinnvoll, dass Eltern ihre Gefühle und ihr Verhalten reflektieren. Nicht immer kann das allein erreicht werden. Dann kann es sinnvoll sein, therapeutische Unterstützung in Anspruch zu nehmen.

Sollten Sie aufgrund einer organischen oder psychischen Erkrankung stark eingeschränkt sein, können Sie unter Umständen nicht die Vorbildfunktion für Ihr Kind in der aktiven Schmerzbewältigung übernehmen, die Sie selbst gerne einnehmen würden. Dann ist es wichtig, Ihre eigenen Einschränkungen mit Ihrem Kind zu besprechen. Erläutern Sie Ihrem Kind, weshalb Sie bestimmte Verhaltensweisen nicht umsetzen können, wie genau Ihre eigene Beeinträchtigung Sie darin hindert. Ihr Kind wird Verständnis dafür haben, solange Sie im Rahmen Ihrer Möglichkeiten eine aktive und lebensbejahende Haltung vorleben.

Merke

Speziell für die aktive Schmerzbewältigung, aber auch für den Umgang mit Stress, sind Sie als Eltern ein wichtiges Vorbild. Seien Sie selbst aktiv, nehmen Sie Ihre Pflichten wahr, üben Sie Gelassenheit und respektieren Sie Ihre eigenen Grenzen; gönnen Sie sich Auszeiten und Phasen der Entspannung.

6 **Alle ins Boot holen.** Die Geschwisterkinder und andere relevante erwachsene Bezugspersonen Ihres Kinds sollten mit den Hintergründen chronischer Schmerzen vertraut sein. Für Geschwisterkinder ist es wichtig, dass ihre Bedürfnisse nicht aufgrund der Sorge um das schmerzkranke Kind vernachlässigt werden. Nicht selten fühlen sie sich vernachlässigt, weil sich in der Familie alles um den Schmerz dreht. Regeln und Pflichten sollten für alle Geschwister gleichermaßen gelten; sonst drohen familiäre Konflikte, die sich schmerzverstärkend auswirken. Ein gewisser Fokus auf das schmerzkranke Kind lässt sich jedoch nicht vermeiden. Aus diesem Grund ist es wichtig, dass Geschwisterkinder ein Verständnis für die Schmerzerkrankung haben. So können sie ihren Bruder oder ihre Schwester bei der aktiven Schmerzbewältigung unterstützen.

Die Sorge um das Kind bleibt nicht nur in der Kernfamilie, sondern betrifft auch die Großeltern, Tanten, Onkel oder gute Freunde der Familie. Möglicherweise neigen diese Bezugspersonen dazu, das Kind auf die Schmerzen anzusprechen oder das Kind zu bedauern. Manchmal teilen sie ihre eigenen schlimmen Schmerzerfahrungen. All das kann zu einer Schmerzverstärkung beitragen. Meist passiert dies aus Unwissenheit. Daher ist es wichtig, andere Bezugspersonen über Ursachen chronischer Schmerzen zu informieren. Hier kann es sinnvoll sein, den Animationsfilm über chronische Schmerzen zu empfehlen (s. S. 42) oder dieses Buch auszuleihen.

7 **Elterliche Sorgen und Doctor-(s)hopping reduzieren.** Wenn Schmerzen erstmalig auftreten oder sich in ihrer Qualität oder Häufigkeit stark verändern, ist das Aufsuchen eines Arztes bzw. einer Ärztin sehr wichtig und sinnvoll. Mögliche körperliche Erkrankungen, die zu Schmerzen führen, sollten ausgeschlossen werden. Auch Schmerzen, die sehr stark und plötzlich auftreten oder Schmerzen, die mit weiteren körper-

lichen Problemen (wie Fieber, Übelkeit, Erbrechen, Durchfall, Gewichtsabnahme) einhergehen, sollten auf jeden Fall ärztlich abgeklärt werden. Lassen Sie sich anschließend die Untersuchungsbefunde von dem Arzt bzw. der Ärztin genau erläutern. Falls Sie als Eltern weiterhin Sorge haben, dass eine ernsthafte Erkrankung übersehen wurde, sprechen Sie das an und lassen Sie sich erläutern, ob alles abgeklärt worden ist. Falls Sie nicht zufrieden mit der ärztlichen Abklärung sind, kann es sinnvoll sein, sich eine Zweitmeinung einzuholen. Aber danach sollte Schluss sein! Noch eine weitere Meinung einzuholen, führt eher zu Unsicherheit, als dass es Sicherheit bringen würde.

Zufallsbefunde

Je mehr diagnostische Untersuchungen durchgeführt werden, umso größer ist die Wahrscheinlichkeit, dass eine Untersuchung auffällige Befunde liefert, ohne dass tatsächlich eine Krankheit vorliegt (Zufallsbefunde).

Zufallsbefunde treten auf, weil Untersuchungen immer einen mehr oder weniger ausgeprägten Messfehler haben und daher falsche Ergebnisse liefern können. Des Weiteren sind auffällige Befunde manchmal nur Ausdruck einer individuellen Besonderheit – das bedeutet, dass der Wert normal im Rahmen der eigenen Biologie/Genetik ist und eben nicht Ausdruck einer Erkrankung. Ein auffälliger Wert allein kann daher oft nur eingeschränkt interpretiert werden. Daher ist eine Diagnose deutlich sicherer, wenn sie sich auf mehrere auffällige Parameter stützt.

In einer Welt, in der medizinisch alles möglich zu sein scheint, wünschen sich Eltern eine „sofortige" Genesung ihres chronisch schmerzkranken Kindes. Dies verleitet zu einer oben schon beschriebenen vereinfachten Denkweise („Chronischer Schmerz hat eine einzige Ursache."). Wird nur ein einzelner Faktor für die Entstehung der Schmerzen verantwortlich gemacht, ist die Hoffnung, diesen einen Faktor zu finden und zu beheben, sehr groß. Da Schmerzen oft zunächst als Symptom einer Verletzung oder körperlichen Erkrankung interpretiert werden, suchen Eltern Ärzt:innen auf, um den einen medizinischen Grund für die Schmerzen zu finden. Chronischen Schmerzen bei Kindern und Jugendlichen liegen jedoch in den meisten Fällen keine organischen Erkrankungen zugrunde, sodass medizinische

Untersuchungen häufig keine auffälligen Befunde zeigen. Trotz unauffälliger medizinischer Befunde sind Eltern und Kinder weiterhin beunruhigt; sie machen sich Sorgen, dass etwas übersehen wurde und gehen zu den verschiedensten Expert:innen, damit nichts übersehen wird. Die in Kapitel 7.2 beschriebenen Veränderungen im Gehirn lassen sich jedoch nicht mit einfachen medizinischen Untersuchungstechniken darstellen und auch nicht durch medizinische Eingriffe, Medikamente oder Naturheilmittel behandeln. Bei medizinischen Behandlungen und nach einer Medikamenteneinnahme können zudem unerwünschte Nebenwirkungen auftreten.

Merke

Werden von Ärzt:innen Behandlungsversuche vorgeschlagen, ist es wichtig zu verstehen, mit welchem Ziel die Behandlung durchgeführt wird, um eine Abwägung zwischen Nutzen und Risiko treffen zu können.

Sie können davon ausgehen, dass klassische Schmerzmedikamente keine anhaltende positive Wirkung auf die chronischen Schmerzen Ihres Kindes haben. Je länger die Schmerzen bereits anhalten, umso mehr muss eine erfolgsversprechende Behandlung die verschiedenen Ebenen des Schmerzes – biologisch, psychologisch und sozial – ansprechen. Nur so kann der Teufelskreis chronischer Schmerzen durchbrochen werden. Auch eine Psychotherapie kann hilfreich sein und zeigt in wissenschaftlichen Studien die beste Wirksamkeit bei anhaltenden chronischen Schmerzen. Obwohl chronische Schmerzen ein biologisches Phänomen sind und körperlich empfunden werden, wirkt Psychotherapie besser als Medikamente. Das klingt erstmal widersprüchlich, zeigt aber nur, wie stark Gedanken und Gefühle auf unser Empfinden und den Körper wirken. Sie können das bei einfachen Erlebnissen im Alltag beobachten. Ist ein Jugendlicher frisch verliebt und taucht die „frische" Liebe unverhofft auf, werden Jugendliche rot im Gesicht, ihr Herz schlägt kräftiger und schneller und wenn sie sprechen wollen, stottern sie. All dies sind körperlich beobachtbare und messbare Veränderungen, die auf Gefühle zurückzuführen sind. Dieses kleine Beispiel verdeutlicht, wie stark die Verbindungen zwischen Körper und Psyche sind.

Hinweise zur Behandlung chronischer Schmerzen

Eine Schmerzbehandlung sollte idealerweise alle drei Ebenen (biopsychosozial) adressieren. Neben der ärztlichen Behandlung ist oft eine physiotherapeutische oder psychotherapeutische Herangehensweise sinnvoll. An spezialisierten Schmerzzentren arbeiten verschiedene Professionen, wie Ärzt:innen, Psycholog:innen und Physiotherapeut:innen, zusammen. Hier können Patient:innen ganzheitlich betrachtet und behandelt werden. Adressen solcher spezialisierten Zentren für Kinder und Jugendliche finden Sie im Anhang dieses Buches unter „Kinderschmerzzentren".

9.2 Was können Kinder und Jugendliche selbst tun?

Viele Informationen zu chronischen Schmerzen findest du in den Kapiteln 1 bis 8. Diese Kapitel haben wir vor allem für deine Eltern geschrieben. Aber wenn du Lust hast, schau dir diese Kapitel gerne einmal an. Oder du fragst deine Eltern, was besonders wichtig war.

In diesem Kapitel möchten wir noch einmal kurz für dich erklären, was chronische Schmerzen eigentlich sind, und was du selbst tun kannst, damit deine Schmerzen weniger werden.

1 **Deine Schmerzen besser verstehen.** Chronische Schmerzen sind ziemlich kompliziert. Der Schmerz wird nicht nur durch eine einzelne Ursache ausgelöst oder aufrechterhalten. Wenn du chronische Schmerzen hast, werden Signale aus dem Körper in den Nerven oder im Gehirn „falsch" verarbeitet. Sie sind kein Hinweis, dass im Körper etwas kaputt ist. Wie stark du deine Schmerzen wahrnimmst, hängt von vielen Dingen ab, z. B. von deiner Stimmung, aber auch davon, wie andere auf deine Schmerzen reagieren. Deswegen empfindest du starke Schmerzen, obwohl zum Beispiel nur ein Muskel angespannt ist. Wie der Schmerz in deinen Nerven und im Gehirn aufgenommen und verarbeitet wird, hängt stark von deiner Stimmung ab. Vielleicht hast du das schon bemerkt: Bist du gut drauf, sind deine Schmerzen etwas besser. Bist du traurig, wütend oder ganz erschöpft, sind deine Schmerzen stärker. Und auch dein Umfeld hat Einfluss auf deine Schmerzen.

Wenn sich zum Beispiel deine Eltern Sorgen um dich machen, ihr eigentlich kein anderes Thema mehr habt, als deine Schmerzen, oder du Stress mit deinen Freunden hast, können deine Schmerzen schlimmer werden.

So wie die Schmerzen durch unterschiedliche Dinge verändert werden können, gibt es immer mehrere Faktoren, die dafür sorgen, dass du überhaupt chronische Schmerzen entwickelst. Diese Faktoren können aufgeteilt werden in „biologisch", „psychologisch" und „sozial". Deswegen beschreiben Fachleute die Entstehung und Aufrechterhaltung von chronischen Schmerzen in einem biopsychosozialen Modell. Zudem sind sich Fachleute einig, dass kein Schmerz wie der andere ist und bei jedem Menschen, der chronische Schmerzen hat, andere Dinge dazu beigetragen haben, dass diese Schmerzen entstehen. Dein Schmerz ist so individuell wie du selbst, dein Musikgeschmack, dein Kleidungsstil, dein Zimmer oder deine Haare.

Um deine Schmerzen in den Griff zu bekommen, ist es zunächst wichtig, dass du herausfindest, welche Dinge bei deinen Schmerzen eine Rolle spielen. Am besten nutzt du eine Tabelle mit drei Spalten, um zu überlegen, was für deine Schmerzen besonders wichtig ist. Die drei Spalten stehen für:

1. *Bio:* Welche biologischen bzw. körperlichen Faktoren sind für die Entstehung und Veränderung deiner Schmerzen wichtig?
2. *Psycho:* Welche psychologischen Vorgänge spielen eine Rolle?
3. *Sozial:* Welchen Einfluss hat dein Umfeld auf die Schmerzen?

Eine Vorlage für die Tabelle findest du im Anhang auf Seite 82 (vgl. Arbeitsblatt „Mein biopsychosoziales Modell").

Entwickle dein biopsychosoziales Schmerzmodell

Welche Dinge haben Einfluss auf deine Schmerzen? Überlege welche biologischen, psychologischen und sozialen Faktoren wichtig sein könnten. Welche Dinge waren für die Entstehung deiner Schmerzen wichtig? Was verschlimmert jetzt deine Schmerzen?

Tipp: Es sind immer mehrere Dinge wichtig!

Bio: Welche körperlichen Ursachen gibt es für deine Schmerzen?

- Verletzungen, Erkrankungen oder Allergien
- Ernährung

- Bewegung/Sport
- Schlaf

Psycho: Welche Dinge haben Einfluss auf deine Stimmung oder stressen dich?
- Wann fühlst du dich unter Druck gesetzt oder bist aufgeregt?
- Was macht dir Angst?
- Hast du etwas Schlimmes erlebt?
- Hast du Gedanken, die immer wieder kommen und dich belasten?

Diese Dinge müssen mit den Schmerzen nichts zu tun haben; denn, wenn es dir generell nicht gut geht oder du sehr angespannt bist, werden deine Schmerzen schlimmer.

Sozial: Was passiert um dich herum und ist für dich stressig oder belastend?
- Erkrankung eines Elternteils
- Streit mit den Eltern oder zwischen den Eltern
- Stress in der Schule
- Mobbing
- Liebeskummer
- …

Du kannst in die Tabelle im Anhang alles eintragen, was du weißt bzw. denkst, vermutest oder befürchtest und dazu beigetragen hat, dass es dir so geht, wie es dir geht. Du kannst diese Tabelle allein oder gemeinsam mit deiner Mutter oder deinem Vater oder einer anderen, dir vertrauten, Person ausfüllen. Manchmal hilft es, wenn jemand beim Überlegen unterstützt. Wenn du nicht möchtest, dass deine Eltern oder jemand anders deine Notizen lesen, dann schreibe sie am besten in die Notizen deines Handys oder Tablets. Wichtig ist, dass du beginnst, dir Gedanken zu machen; die Liste muss weder perfekt noch vollständig sein. Es reicht vollkommen, dass du beginnst, dich mit allen drei Ebenen deiner Schmerzen zu beschäftigen. Du kannst dir die Liste nach ein paar Tagen dann noch einmal vornehmen und überlegen, ob du noch etwas ergänzen möchtest. Du wirst feststellen, dass die Liste sich mit der Zeit verändert. Manche Überlegungen sind sehr situativ und ändern sich schnell, andere Dinge werden bleiben. So erhältst du mit der Zeit einen sehr guten Überblick über dich und die Dinge, die deine Schmerzen beeinflussen.

Wenn du für dich herausgefunden hast, welche Dinge sich negativ auf deine Schmerzen auswirken, kannst du überlegen, ob du etwas daran ändern kannst. Einige Dinge kann man meist selbst gut in die Hand nehmen. Wenn du zum Beispiel häufig gestresst bist und merkst, dass du einfach zu viele Termine hast, überleg doch mal, ob du nicht einige Termine absagen kannst. Wenn du viel Streit mit deinen Eltern, Geschwistern oder Freunden hast, setzt euch zusammen. Tauscht euch darüber aus, was ihr euch wünscht und was euch stört, nervt oder traurig macht. Manchmal ist es sehr hilfreich, zu verstehen, wie es den anderen geht.

Es gibt aber bestimmt auch Dinge, die du nicht allein regeln kannst. Hole dir dann Hilfe bei deinen Eltern, Lehrkräften oder anderen Menschen, denen du vertraust. Wenn du häufig sehr traurig bist oder viel Angst hast, kann es vielleicht gut sein, wenn du zu einer Psychotherapeutin oder einem Psychotherapeuten gehst. Es gibt extra Therapeut:innen, die sich besonders gut mit Kindern und Jugendlichen auskennen. Du kannst einfach mal ausprobieren, ob das was für dich ist. Informationen, wie du Psychotherapeut:innen findest, haben wir im Anhang ergänzt.

2 **Bekomme deine Sorgen in den Griff und vermeide Doctor-(s)hopping.** Auf diesen Punkt werden wir nur kurz eingehen, weil in vielen Fällen die Einschätzung deiner Eltern einen Arztbesuch auslöst und wenige Kinder oder Jugendliche selbstständig medizinische Hilfe aufsuchen. Dennoch solltest du die Hintergründe kennenlernen, weswegen es nicht gut ist, zu viele Ärzt:innen und Therapeut:innen aufzusuchen, viele Medikamente einzunehmen oder immer wieder neue Therapien auszuprobieren.

Unter Punkt 1 haben wir bereits dargestellt, dass chronischer Schmerz durch viele verschiedene Dinge beeinflusst wird. Deswegen muss eine Behandlung diese unterschiedlichen Dinge im Blick haben. Wenn du immer wieder Schmerzen hast und deswegen zu einem Arzt oder einer Ärztin gehst, ist es erst einmal wichtig, dass der Arzt bzw. die Ärztin genau schaut, ob die Schmerzen ein Zeichen einer Erkrankung sind. Dazu werden einige Untersuchungen durchgeführt. Es gibt Vorgaben von Expert:innen, in denen genau beschrieben wird, bei welchen Krankheitszeichen welche Untersuchungen sinnvoll sind. Diese Vorgaben kennen Ärzt:innen und nutzen sie, um nichts zu übersehen. Bei chronischen Schmerzen ist es aber so, dass es meistens keine Erkrankung gibt, die die Schmerzen erklärt. Deswegen sind die Untersuchungen dann unauffällig oder wie die Fachleute sagen „ohne pathologischen Befund".

Merke

Wenn dein Arzt oder deine Ärztin dir sagt, dass alle notwendigen Untersuchungen durchgeführt wurden und nichts gefunden wurde, kannst du dich darauf verlassen, dass keine schlimme Krankheit hinter deinen Schmerzen steckt. Dann ist der Schmerz selbst die Krankheit – also die veränderte Verarbeitung von Körpersignalen in deinem Gehirn oder den Nerven.

Wenn nur unauffällige Befunde gefunden werden, ist es also nicht nötig, dass du immer wieder zu anderen Ärzt:innen gehst. Wenn du das machst, kann es passieren, dass Ärzt:innen Untersuchungen anordnen, die die Schmerzen schlimmer machen, oder dass sie ein bisschen auffällige Ergebnisse in ihren Untersuchungen finden. Solche Ergebnisse, die ein „bisschen auffällig" sind, sind meistens Zufall. Sie sind nicht der Grund für deine Schmerzen. Deswegen bringt eine Behandlung dieser „ein bisschen auffälligen Veränderungen" keine Besserung. Also Vorsicht vor zu vielen Arztbesuchen, Untersuchungen und Behandlungen. Auch Medikamente sind nicht immer hilfreich.

Merke

Medikamente helfen bei chronischen Schmerzen in der Regel nicht. Auch eine Behandlung, die nur an einer Stellschraube dreht – zum Beispiel „Zähneknirschen" behandeln, damit die Kopfschmerzen weniger werden – bringt meistens keine oder nur eine geringe Besserung.

Es ist viel wichtiger, dass du deinem Arzt bzw. deiner Ärztin vertraust. Wenn du dir Sorgen machst, kannst du ihn oder sie darauf ansprechen und dir nochmal alles ganz genau erklären lassen. Wenn du bereits längere Zeit chronische Schmerzen hast, brauchst du vor allem Geduld. Die Schmerzen, die dein Gehirn gelernt hat, muss dein Gehirn wieder verlernen. Das braucht seine Zeit.

3 **Lerne dich selbst besser kennen.** Vielen Kindern und Jugendlichen fällt es schwer, ihre wortwörtlichen Gedanken mitzubekommen. Häufig denken wir so nebenbei und können das gar nicht richtig greifen. Oft hat man das Gefühl, dass man gar nichts denkt. Aber eigentlich arbeitet unser Kopf die ganze Zeit. Über alles, was wir sehen, fühlen, schmecken, was um uns herum passiert, denken wir nach. Ebenso kommen Gedanken in unseren Kopf von Dingen, die wir in der Vergangenheit erlebt haben, oder wir denken über die Zukunft nach, über das, was gleich passiert, was wir heute noch erledigen müssen oder wann endlich die Sommerferien beginnen. Im Kopf ist immer etwas los.

Menschen, die viel über ihre Gedanken und Gefühle mit anderen reden, sind recht gut darin, ihre Gedanken einzufangen. Anderen – und das ist gar nicht so selten – fällt es aber sehr schwer, ihre Gedanken zu benennen. Darauf angesprochen sagen sie dann zum Beispiel „Nö, ich denke gerade nichts! Wirklich gar nichts!“ – das stimmt aber nicht. Sie kommen nur nicht an ihre Gedanken heran.

Warum ist es wichtig, zu wissen, was wir denken?

Das ist wichtig, weil das, was wir denken, Einfluss auf unsere Gefühle hat. Gerade, wenn man sich nicht gut fühlt, ist es hilfreich herauszufinden, woran das liegen könnte. Ein erster Schritt dahin ist, dass wir verstehen, welche Gedanken diesen negativen Gefühlen vorausgegangen sind. Und weil negative Gefühle Schmerzen schlimmer machen, ist es für dich nun ganz besonders wichtig, deine Gedanken einzufangen und zu verstehen. Am besten ist es, wenn du deine Gedanken wortwörtlich wiedergeben kannst.

Und jetzt kommt der Punkt, der für die Schmerztherapie wichtig ist: Je nachdem, ob du gerade denkst: „Alles prima. Kein Problem, das werde ich schon schaffen!“ oder, ob du denkst: „Oh Gott ...! Alles völlig doof, das schaffe ich niemals!“ wird dein Körper entsprechend reagieren und sich entweder entspannen (= keine Gefahr, alles gut) oder auf die (vermeintliche) Gefahr einstellen (= Anspannung). Lass uns diese Zusammenhänge mal an einer typischen Situation aus dem Alltag überprüfen, die jeder schon mal erlebt hat. Wir stellen uns mal irgendein Kind vor, das gerade einschlafen möchte; es ist schon spät und die Eltern schlafen schon. Plötzlich ist ein lautes Geräusch zu hören (z. B. ein dumpfer Knall). Was denkst du, würden alle Kinder gleich reagieren oder erwartest du verschiedene Reaktionen?

Vermutlich würden manche Kinder sich einfach umdrehen und einschlafen; andere Kinder würden die Bettdecke über den Kopf ziehen; wiederum andere würden panisch schreien oder die Eltern wecken. Doch warum gibt es diese verschiedenen Verhaltensweisen? Die Situation ist doch immer gleich? Es liegt an unseren Gedanken und Bewertungen. Abhängig von den tatsächlichen Gedanken, wird sich das Kind anders verhalten. Wenn das Kind denkt, „Da sind Einbrecher!! – Oh Gott!" dann wird das Kind mit Angst und Panik reagieren. Wenn das Kind denkt „Schon wieder Durchzug. Na ja, egal. Jetzt ist die Tür ja zugefallen", dann wird es schnell einschlafen und am nächsten Tag gar nicht mehr darüber nachdenken.

Unser Gehirn arbeitet immer nach dem gleichen Muster: Zunächst geschieht irgendetwas; es entsteht eine bestimmte Situation (real oder in der Vorstellung). Diese Situation verarbeiten wir; wir denken und bewerten (Gedanken). Welche Gedanken genau in der Situation auftreten, ist von Person zu Person unterschiedlich. Auf diese Gedanken folgt eine Gefühlsreaktion, die zu den Gedanken passt. Auf die Gefühlsreaktion folgt eine körperliche Reaktion, z. B. Anstieg der Stresshormone, wenn eine Situation als bedrohlich eingeschätzt (Gedanke) wird und Angst auslöst (Gefühl). Denn Gefühle heißen Gefühle, weil man etwas fühlt. Gefühle sind also immer auch auf einer körperlichen Ebene, während die Gedanken und Bewertungen ausschließlich im Kopf ablaufen. Aus diesem Grund sind Gefühle besser zu beschreiben als Gedanken. Das Wahrnehmen eines bestimmten Gefühlszustandes löst dann zum Beispiel wieder bestimmte Gedanken aus, die möglicherweise das Gefühl noch mehr verstärken und so weiter. Gerade körperliche Anspannung, die zum Beispiel durch Angst oder Stress entsteht, trägt zu einer Zunahme von Schmerzen bei. Wenn es dir gelingt, solche Gefühle zu beeinflussen, kann das helfen, die Schmerzen zu verringern. Ein Gefühl beeinflussen kannst du am besten, wenn du verstehst, durch welche Gedanken es ausgelöst wird und du versuchst, die entsprechenden Gedanken oder Bewertungen zu verändern.

Damit das möglich ist, musst du erst einmal wissen, was genau du denkst. Dafür gibt es einen einfachen Trick: Fertige ein Gedankenprotokoll an (auf Papier, Tablet oder Handy) von Situationen, Gedanken und Gefühlen.

Erstelle ein Gedankenprotokoll

Am besten nutzt du eine Tabelle, in der in der linken Spalte „Anspannung", in der Mitte „Situation" und rechts „wortwörtliche Gedanken" steht (eine Vorlage für ein Gedankenprotokoll findet sich im Anhang auf Seite 85).

Sobald du bemerkst, dass du sehr angespannt bist (egal ob aus Frust, Wut, Ärger, Stress, Angst oder weil du wegen der Schmerzen genervt bist) trägst du links ein, wie sehr auf einer Skala von 0 (gar nicht) bis hin zu 10 (maximal) körperlich oder innerlich angespannt du gerade bist. Dann notierst du in der Mitte mit ein paar Stichpunkten, was gerade los ist, und rechts die Gedanken – am besten wortwörtlich.

Am Beispiel einer Mathearbeit könnte ein Gedankenprotokoll so aussehen: körperliche Anspannung: „9/10" – Situation: „Mathe-Arbeit" – wortwörtliche Gedanken: „Oh mein Gott, das haben wir doch noch nie besprochen! Wie soll ich das bloß schaffen?".

Im Grunde genommen könnte man den ganzen Tag lang solche Gedankenprotokolle schreiben. So würde das Gedankenprotokoll des Verfassers dieser Zeilen in diesem Moment so aussehen: körperliche Anspannung: „3/10" - Situation: „Schreiben eines Texts über Gedankenprotokolle für Jugendliche" - wortwörtlicher Gedanke: „Hoffentlich schreibe ich das so, dass das jeder versteht".

Am besten ist es, du schreibst jeden Tag ein Gedankenprotokoll für die Situationen, in denen du am meisten angespannt warst oder negative Gefühle hattest. Die Übung ist am wirksamsten, wenn du es direkt nach der Situation aufschreibst. So lernt das Gehirn am besten, sich selbst und die eigenen Gedanken zu beobachten. Du wirst feststellen, dass das eine reine Übungssache ist. Nach einigen Tagen wird es dir leichter fallen, deine wortwörtlichen Gedanken zu reflektieren. Das Ziel ist, dass du darin so geübt wirst, dass du deine Gedanken bereits während der Situation wahrnimmst. Sobald du das kannst, geht es dann darum, die Gedanken zu verändern.

Wenn du mit dem Gedankenprotokoll beginnst, wirst du feststellen, dass du in vielen Situationen negativ denkst; über dich selbst, über zukünftige Aufgaben, aber vielleicht auch darüber, was andere (über dich) denken. Wir möchten dir gerne eine Technik vorstellen, die du sehr gut nutzen kannst, um deine Gedanken zu verändern.

Bunte Gedanken

Die einfachste und in vielen Fällen vollkommen ausreichende Methode zur Veränderung deiner Gedanken sind positive Gegengedanken, umgangssprachlich „bunte Gedanken". Bunte Gedanken kannst du verbinden mit Gedanken, die dir Mut machen und dich anspornen – dies nennen Fachleute „positive Selbstinstruktion". Diese Methode ist an sich sehr effektiv, es gibt nur eine wichtige Voraussetzung: Sie funktioniert nur, wenn du zumindest etwas daran glaubst, was du dir selbst sagst. Wenn du beispielsweise bei einer Mathearbeit, für die du nicht gelernt hast und deren Inhalte du nicht verstehst, dir selbst sagst: „Wird schon irgendwie gut gehen; ich werde das schaffen!" ist das Unsinn. Du wirst die Arbeit höchstwahrscheinlich verhauen und du wirst dir selbst kein Wort davon glauben, was du dir da einreden willst. Viel sinnvoller ist es, auf die befürchteten Folgen einzugehen. Zum Beispiel so: „Okay, die Arbeit werde ich verhauen; dafür bin ich selbst verantwortlich. Ich werde mit meinen Eltern reden, sehe es ja selbst ein, und werde mich da jetzt regelmäßig dransetzen, damit die nächste Arbeit besser wird!".

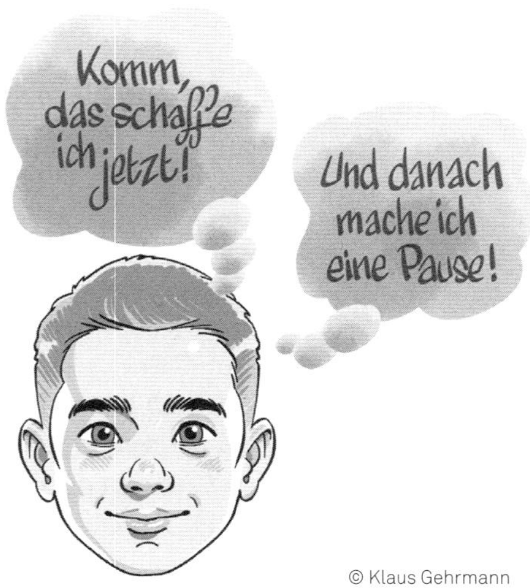

© Klaus Gehrmann

Wenn du bemerkst, dass du ganz schlechte Laune hast, weil du beim Hausaufgabenmachen Schmerzen hast, dich nicht gut konzentrieren kannst und denkst „Wegen der Schmerzen bekomme ich gar nichts mehr hin!", könnte ein positiver Gegengedanke vielleicht so aussehen: „Okay, die Schmerzen nerven wirklich; aber es macht keinen Sinn deswegen etwas sein zu lassen – ich mache das jetzt zu Ende und wenn ich damit fertig bin, kann ich mich entspannen und das machen, worauf ich Lust habe." oder „Komm, das schaffe ich jetzt und danach mache ich eine Pause!".

Wenn du in einer Situation bist, in der du dir einfach zu viel vorgenommen hast und es zeitlich nicht passt, alles zu schaffen, kann ein hilfreicher Gedanke sein: „Am besten ich mache mir eine Liste, was jetzt am wichtigsten ist und gehe das einfach der Reihe nach durch. Irgendwann werde ich schon fertig und es muss ja auch nicht alles perfekt sein!".

Es gibt sehr viele verschiedene positive Gegengedanken. Bestimmt wirst du auch welche finden, welche speziell für dich passen. Manchmal ergibt es Sinn, das mit einer guten Freundin oder einem guten Freund oder einem Elternteil zu besprechen; Menschen, die Dich kennen und mögen, haben häufig gute Ideen. Probiere es aus!

Solltest du mit dieser Technik nicht weiterkommen und deine Gedanken führen weiterhin zu vielen negativen Gefühlen, kann es sinnvoll sein, du holst dir Unterstützung, z.B. bei einem Psychotherapeuten oder einer Psychotherapeutin. Dort kannst du dann noch weitere Techniken kennenlernen, um deine Gedanken zu verändern. Auch wenn du während der Gedankenprotokolle bemerkst, dass die negativen Gedanken, die du nun bewusst wahrnimmst, sehr belastend und schädlich sind (wie z.B. „Ich hasse mich (und meinen Körper)" oder „Ich bin eh immer schuld!"), solltest du diese Gedanken mit deinen Eltern oder auch mit einem Psychotherapeuten bzw. einer Psychotherapeutin besprechen. Hierzu vereinbarst du bzw. vereinbart ihr am besten einen Termin für eine ambulante Vorstellung.

4 **Nutze Ablenkungsstrategien.** Eine prima Möglichkeit, deine Schmerzen zu reduzieren, ist Ablenkung. Das klingt so simpel, ist aber extrem wirksam. Das Ziel von Ablenkung ist es, die Aufmerksamkeit auf den Körper und deine Schmerzen zu verringern. Das gelingt, indem du den Fokus weg vom Körper und hin auf eine andere Aufgabe oder nach außen auf die Umgebung richtest. Am besten kannst du dich ablenken, wenn du aktiv bist. Wenn du Tischtennis spielst, mit Freunden quatscht oder ein Puzzle legst, ist dein Gehirn sehr beschäftigt und hat wenig Kapazität für die Verarbeitung der Schmerzen. Du kannst dich auch sehr gut mit Videospielen oder Filmen ablenken. Aber, bevor du jetzt losrennst und deinen Eltern erzählst, dass der Ratgeber sagt,

dass du dich den ganzen Tag mit Netflix, TikTok, YouTube und Co. oder 24/7 Zocken ablenken darfst ☺: Das ist damit NICHT gemeint. Natürlich helfen diese Dinge ganz hervorragend beim Ablenken. Aber durch zu häufigen und langen Medienkonsum bewegst du dich zu wenig und kannst nachts nicht gut schlafen, weil du tagsüber zu inaktiv warst. Zudem hält dich starker Medienkonsum von vielen Dingen ab, du kommst deinen Pflichten nicht mehr nach und schiebst wichtige Dinge auf. Das alles trägt zu einer Schmerzverschlimmerung bei. Daher gilt hier: Es kommt auf die richtige Dosis an: wenn du alle Hausaufgaben erledigt und dich ausreichend bewegt hast und kein anderer Termin ansteht, ist gegen Medienkonsum zur Schmerzbewältigung prinzipiell nichts einzuwenden. Aber du musst dich an die Zeiten halten, die mit deinen Eltern vereinbart sind und es sollte noch genügend andere Dinge geben, mit denen du dich ablenken kannst. Medien und Computerspiele sind dafür da, dein Leben zu ergänzen und zu bereichern. Sie sollten kein Ersatz für etwas anderes sein und schon gar nicht dürfen Medien und Computerspiele wichtiger werden als Freunde, Hobbys und schulische Verpflichtungen. Sollte dir immer langweilig sein, wenn du nichts mit Medien machst, ist das ein Hinweis darauf, dass die Medien in deinem Leben bereits zu wichtig geworden sind und du solltest unbedingt deine Medienzeit reduzieren. Wichtige Hinweise zu Medienabhängigkeit und Mediennutzung findest du im Anhang dieses Buches.

Neben der aktiven Ablenkung muss es noch weitere Techniken geben. Denn in der Schule musst du auf deinem Platz sitzen bleiben, solltest besser nicht zu häufig mit deinem Tischnachbarn bzw. deiner Tischnachbarin quatschen und kannst kein Puzzle rausholen. Es gibt einige Ablenkungstechniken, die du nutzen kannst, wenn du stillsitzt und nicht herumlaufen kannst. Bei diesen Übungen konzentrierst du dich auf Dinge in deiner Vorstellung, um dich abzulenken.

Warum hilft Ablenkung so gut bei Schmerzen?

Der Grund, weshalb Ablenkung so gut funktioniert, ist die begrenzte Kapazität unseres Gehirns. Das Gehirn kann nur wenige Dinge gleichzeitig tun. Das hast du vermutlich schon mal bemerkt: Es fällt beispielsweise sehr schwer, gleichzeitig zu schreiben und mit jemandem zu sprechen. So ist das auch bei der Verarbeitung von Schmerzen. Wenn dein Gehirn mit anderen Dingen beschäftigt – also abgelenkt – ist, kann in dem Moment das Schmerznetzwerk nicht arbeiten und deine Schmerzen sind weniger stark oder du nimmst sie gar nicht wahr.

Es gibt zwei wichtige Voraussetzungen, die erfüllt sein müssen, damit Ablenkung überhaupt funktionieren kann. Zum einen muss für dich ganz klar sein, dass die Schmerzen kein Hinweis auf eine gefährliche Ursache sind. Solange du (oder deine Eltern) annehmen, dass die Schmerzen auf eine schlimme Erkrankung hindeuten, kannst du dich nur sehr wenig oder sogar gar nicht ablenken. Das Gehirn achtet automatisch auf das, was du als gefährlich einschätzt. Und wenn du denkst, dass deine Schmerzen auf eine Gefahr hindeuten, wird dein Gehirn eben sehr intensiv darauf achten. Dann ist Ablenkung kaum möglich. Wie weiter oben schon beschrieben, haben Kinder und Jugendliche mit chronischen Schmerzen fast nie eine gefährliche körperliche Erkrankung. Solltest du dennoch Sorge haben, dass bislang etwas übersehen wurde, rede noch einmal mit deinem Arzt oder deiner Ärztin, damit er bzw. sie dir ganz genau erklärt, weswegen du dir keine Sorgen zu machen brauchst.

Es gibt viele Techniken, welche darauf abzielen, dass du dich ablenkst, indem du dich in deiner Vorstellung auf bestimmte Dinge konzentrierst. Eine beliebte und viel erprobte Ablenkungstechnik ist das Ablenkungs-ABC.

Ablenkungs-ABC

Bei dieser Ablenkungs-Technik suchst du dir zunächst ein Thema, was dich interessiert und suchst dann zu diesem Thema Begriffe von A bis Z. Fällt dir nach einiger Zeit zu einem Buchstaben nichts ein, gehst du zum nächsten Buchstaben. Es ist gar nicht schlimm, wenn dir zu einem Buchstaben nichts einfällt. Wichtig ist, dass du intensiv überlegst, ob dir etwas einfällt. Dabei ist dein Gehirn sehr beschäftigt und hat keine Zeit für Schmerzen.

Damit es nicht langweilig wird, kannst du diese Übung anpassen. Du kannst dir neue Themen überlegen, die dich interessieren, du kannst Begriffe von Z bis A suchen (deutlich schwieriger, das ABC rückwärts durchzugehen), oder du suchst nur nach Begriffen, deren letzter Buchstabe der gesuchte Buchstabe von A bis Z ist (z.B. Tier-ABC → A → Koala; B → *Puh, da fällt uns gar nichts sein ...*). Und genau das ist das Prinzip. Es geht NICHT darum, alles richtig zu machen, sondern darum, dass Such- und Denkprozesse in deinem Gehirn ausgelöst werden.

Weitere Themen, die sich für das Ablenkungs-ABC eignen, sind Serien, Filme oder Schimpfwörter. Du kannst auch Sätze von A bis Z aufeinander folgen lassen (A → Als ich gestern bei meinem Freund gewesen bin, hatte ich Bock auf Schokolade. B → Blöderweise war keine Schokolade da. C → Chaos ist das Wort, was die Ordnung bei meinem Freund am besten umschreiben würde. D → Da ich das schon kannte, habe ich mich erst gar nicht aufgeregt und bin dann mit ihm direkt zur Tanke und kaufte dort eine Tafel Schokolade ...).

Andere Strategien zur Ablenkung sind Rechenaufgaben (z. B. in 7er-Schritten von 1.000 rückwärtszählen), Suchen von Dingen in deiner Umgebung (z. B. fünf Dinge, die rot sind; drei Dinge die kalt sind; vier Dinge, die sich bewegen) oder Gedankenspiele (z. B. in Gedanken deinen Schulweg abgehen und möglichst viele Details wahrnehmen). Ablenkungstechniken musst du häufig üben, damit sie funktionieren. Am besten, du übst sie, wenn du gerade keine oder nur geringe Schmerzen hast.

Merke

Wenn du merkst, dass die Ablenkungsübungen nicht schwierig genug für dich sind und du dich weiterhin nebenbei noch gut auf deinen Körper oder die Schmerzen konzentrierst, kannst du versuchen, die Aufgaben komplexer zu gestalten.

Um Aufgaben komplexer zu gestalten, kannst du beispielsweise probieren, bei der ABC-Technik noch andere Sinne – also Sehen, Hören und sogar Fühlen – mit aufzunehmen. So kannst du dir Szenen aus Serien von A bis Z vorstellen, bei einem Musik-ABC die Songs oder Bands im Kopf suchen und dann z. B. den Refrain 10 bis 20 Sekunden im Kopf abspielen lassen oder dir bei einem Tier-ABC vorstellen, wie das Tier sich anfühlt. Es gibt unendliche Kombinationen und Möglichkeiten – am Ende musst du die Ablenkungstechniken finden, die für dich am besten funktionieren. Man könnte ein ganzes Buch schreiben über Ablenkungstechniken, welche Kinder und Jugendliche bislang erfunden haben. Manche sind sehr einfach, gehen dafür schnell und unterbrechen nur kurz – ideal für den Unterricht in der Schule. Andere wiederum sind sehr komplex, benötigen Ruhe und Konzentration und sind am besten abends vor dem Einschlafen durchzuführen. Es gibt kein „richtig" oder „falsch", sondern nur Techniken, die dir mehr oder weniger Spaß machen und unterschiedlich kompliziert sind. Und langweilen solltest du dich bei dieser Übung auf keinen Fall. Also, probiere mal aus, was für dich gut funktioniert!

5 **Werde aktiv.** Die aktive Schmerzbewältigung ist der wichtigste Part in der Schmerztherapie. Selbst wenn du keine der oben vorgestellten Techniken anwenden oder du dich mit Schmerztherapie eigentlich gar nicht beschäftigen möchtest, chronische Schmerzen werden auf Dauer besser, wenn du aktiv bleibst und unabhängig von den Schmerzen deine Ziele verfolgst.

Damit du mit diesem aktiven Vorgehen Erfolg hast, sollten zwei Voraussetzungen erfüllt sein. Erstens solltest du nicht die Sorge haben, dass deine Schmerzen ein Hinweis auf eine schlimme körperliche Erkrankung sind (das haben wir oben schon beschrieben). Zweitens solltest du in deinem aktiven Alltag darauf achten, ausreichend Pausen einzubauen – und zwar unabhängig davon, ob du Schmerzen hast. Daher ist es sinnvoll, du planst Pausen bereits vorab und machst sie nicht spontan während des Tages. Du wirst schneller Erfolge erzielen, wenn du neben der aktiven Alltagsgestaltung noch andere der oben beschriebenen Techniken nutzt. Aber auch ohne die anderen Techniken und nur mit aktiver Tagesgestaltung wirst du wahrscheinlich mit der Zeit eine deutliche Besserung bemerken.

Warum ist aktive Alltagsgestaltung so wichtig in der Schmerztherapie? Unser Körper ist nicht dafür geschaffen, den ganzen Tag im Bett zu liegen oder abzuhängen. Schon unsere Vorfahren mussten mehrere Stunden pro Tag in Bewegung sein, um Nahrung und Feuerholz zu beschaffen. Daher ist auch heute regelmäßige Aktivität wichtig, um fit zu bleiben.

Merke

Je mehr du abhängst, chillst, im Bett liegst, desto träger wirst du, die Muskeln verspannen und nach einiger Zeit bilden sich die Muskeln sogar zurück

– denn warum soll der Körper Muskeln mit Energie versorgen, wenn diese sowieso nicht benutzt werden? Weniger Muskeln begünstigen Fehlhaltungen – du merkst schon selbst, der Körper baut somit immer weiter ab. Und das alles trägt eher zu einer Verschlimmerung der Schmerzen bei.

Gibt es während des Tages keine längeren Zeiten, in denen dein Körper gefordert wird, kommt zudem der Schlaf-Wach-Rhythmus durcheinander und es fällt dir schwer, abends einzuschlafen. Schläfst du schlecht, bist du am nächsten Tag erschöpft und reizbar. Auch die Stimmung verschlechtert sich, wenn man viel Zeit im Bett verbringt und wenig Kontakt mit anderen Menschen hat. All das macht dich wieder schmerzempfindlicher.

Merke

Wir halten also fest: Auch wenn es sich eigentlich richtig anfühlt, sich bei Schmerzen hinzulegen und auszuruhen, ist dies bei chronischen Schmerzen nicht hilfreich.

Vielleicht erscheint es dir an manchen Tagen nicht machbar, aufzustehen und deinem Alltag nachzugehen. Vielleicht kannst du dir an solchen Tagen Unterstützung von deinen Eltern holen. Einige Ideen dazu findest du unter dem nächsten Punkt.

Bei unserer stationären Schmerztherapie am Deutschen Kinderschmerzzentrum an der Vestischen Kinder- und Jugendklinik Datteln – Universität Witten/Herdecke ist die aktive Tagesgestaltung einer der wichtigsten Therapiebausteine. Alle Kinder und Jugendlichen, die auf unserer Schmerzstation behandelt werden, haben vom ersten Tag an einen festen Tagesplan mit verschiedenen Therapieeinheiten, Bewegungs- und Sportangeboten. Und das klappt! Manchmal ist es notwendig, einen sogenannten „Stufenplan" zu machen, also jeden Tag die Belastung ein bisschen mehr zu steigern, Schritt für Schritt – wie bei einer Treppe. Wenn du merkst, dass dir eine zu rasante Änderung nicht guttut, kannst du für dich einen Stufenplan erstellen. Wichtig ist nur, dass du jeden Tag oder jeden zweiten Tag ein bisschen mehr schaffst. Denn ein aktiver Tagesablauf hat einen ganz wesentlichen Einfluss auf die Besserung der Schmerzsymptome. Eine Vorlage für einen Tagesplan findest du im Anhang dieses Buches auf Seite 83. Diesen Plan kannst du so füllen, wie es für dich passt.

Merke

Wenn du beginnst, wieder aktiver zu werden, kann der Schmerz zunächst zunehmen. Denn dein Körper ist nach längerer Schonung nicht mehr so belastbar und du bist stressanfälliger als zuvor. Gib deinem Körper Zeit, sich an die Veränderungen anzupassen. Das ist so, als wenn du mit einem neuen Sport beginnst, zum Beispiel mit dem Joggen. Dann hast du erst einmal Muskelkater, bis du dich an die ungewohnte Bewegung und Anstrengung gewöhnt hast.

Bei Kindern und Jugendlichen mit chronischen Schmerzen werden die Signale aus dem Körper oft „falsch" verarbeitet. Daher werden zum Beispiel Muskelanspannungen als Schmerz wahrgenommen. Wenn du aber in Bewegung bleibst, lernt dein Gehirn, dass der chronische Schmerz kein Warnsignal ist. Daher tragen auf lange Sicht Aktivitäten und ein normaler Tagesablauf zu besserer Gesundheit, weniger Schmerzen und größerem Wohlbefinden bei.

Dein Tagesplan sollte immer Bewegung und Sport beinhalten. Das macht häufig mehr Spaß, wenn man das in einer Gruppe macht oder ein Ziel hat (z. B. bei einem Volkslauf starten). Viele Sportvereine sind für Anfänger offen. Schau doch mal, welche Sportart dir gefallen könnte. Aber du findest auch in den sozialen Medien sehr viele Workouts und Bewegungsideen. Ab 14 Jahren kannst du auch in ein Fitnessstudio gehen. Verabrede dich vielleicht mit deinen Freunden zum Sport. Dann fällt es dir vermutlich leichter.

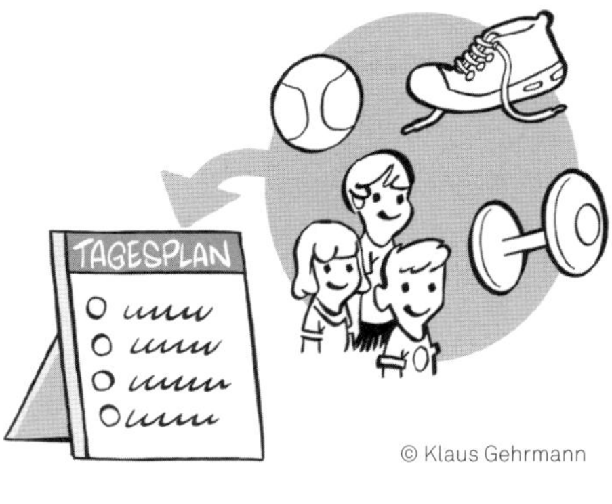

© Klaus Gehrmann

Fassen wir zusammen: Hinlegen und Passivität macht chronische Schmerzen auf Dauer schlimmer. Bewegung tut dem Körper nicht nur gut, sondern unterstützt die Schmerzbewältigung und kann sehr viel Spaß machen. Man fühlt sich besser und ist am Ende des Tages müder und kann besser schlafen. Probiere es aus!

6 **Hole dir Hilfe und Unterstützung.** Bei chronischen Schmerzen kannst du selbst ganz viel tun, damit es besser wird. Ideen, was du konkret machen kannst, haben wir dir in diesem Kapitel bereits mitgegeben. Aber allein kommt man nicht immer weiter. Und es gibt immer mal wieder Zeiten, in denen es schwerfällt, dranzubleiben. Dann kann es sinnvoll sein, du holst dir Unterstützung, zum Beispiel von deinen Eltern, Freunden oder anderen Menschen, denen du vertraust. Keiner kann dir deine Schmerzen abnehmen oder die aktive Schmerzbewältigung für dich durchführen, aber zusammen klappt es manchmal besser. Die anderen können dich anschieben, anfeuern, Tipps geben. Du selbst musst es – bildlich gesprochen – über die Ziellinie schaffen. Denn Umsetzen kannst am Ende alles nur du selbst.

Wie kann denn eine gute Unterstützung durch andere aussehen? Und wie besprichst du das am besten mit den anderen?

Lob tut gut: Jeder freut sich, wenn er ein Kompliment erhält oder gelobt wird. Wirst du zum Beispiel für deine Anstrengungen in der aktiven Schmerzbewältigung gelobt, hebt das deine Stimmung. Zusätzlich – und das ist noch viel wichtiger – führt ein solches Lob dazu, dass dir die aktive Schmerzbewältigung danach leichter fällt. Lob wirkt also ein bisschen wie Rückenwind beim Fahrradfahren. Wenn du deinen Eltern sagst, dass Lob dir hilft durchzuhalten, werden sie es bestimmt häufiger einbringen.

Belohnungen spornen an: Eine weitere Motivationsquelle können kleine Belohnungen sein, die du erhältst, wenn du bestimmte Ziele erreichst. Das macht Sinn bei Zielen, die dir zunächst sehr schwerfallen. Bei manchen Kindern und Jugendlichen ist der Schulbesuch ein großes Problem. Wenn das bei dir auch so ist, kannst du z.B. mit deinen Eltern vereinbaren, dass du eine Belohnung erhältst, wenn du zehn Tage lang jeden Morgen pünktlich in die Schule gegangen bist und bis zum Ende durchgehalten hast. Hast du dieses Ziel erreicht, bekommst du eine Belohnung, die ihr vorher abgesprochen habt. Das kann eine gemeinsame Unternehmung (z. B. Kinobesuch, Spieleabend), etwas Essbares (z. B. ein Eis), etwas Materielles (z. B. Geld, Pokémon-Karten, ein Animé, Lego) oder etwas, was man nicht kaufen kann (z. B. länger aufbleiben, mehr Zockzeit) sein. Wichtig ist, dass du dich wirklich darüber freuen würdest. Dann fällt es dir viel leichter, das Ziel zu erreichen. Und danach kannst du ein neues Ziel stecken, das dann noch etwas schwieriger ist. Irgendwann benötigst du dann keine Belohnung mehr, um deine Ziele zu erreichen.

Gemeinsam geht alles leichter: Manchmal sind die Schmerzen so stark, dass es schwerfällt, sich aufzuraffen. Oder etwas anderes sorgt dafür, dass du es in dem Moment nicht schaffst, deine Pläne für den Tag umzusetzen und aktiv zu bleiben. Dann kann es hilfreich sein, Aktivitäten umzusetzen, die du mit anderen zusammen machen kannst, z. B. Spazierengehen, Essen kochen oder ein Gesellschaftsspiel spielen. Es fällt leichter, sich aufzuraffen, wenn man etwas gemeinsam macht. Zudem kannst du dich viel besser von den Schmerzen ablenken, wenn du nicht allein bist. Du kannst auch mal ausprobieren, ob es für dich in bestimmten Situationen hilfreich ist, Ablenkungstechniken mit einer anderen Person gemeinsam durchzuführen. Es spricht gar nichts dagegen, sich ab und an Unterstützung zu holen. Wichtig ist nur, dass du die Techniken auch allein anwenden kannst.

Sprich mit deinen Eltern darüber, wie sie dich am besten unterstützen können. Jeder ist anders – manche brauchen nur eine kleine Ermunterung, andere wünschen sich, dass ihre Bemühungen bemerkt werden. Es gibt da kein „Richtig“ oder „Falsch“ – wichtig ist, dass es für dich und auch für deine Eltern passt. Wenn du z. B. eine Belohnung für etwas aushandeln möchtest, ist es wichtig, dass es für euch alle passt. Wenn du z. B. mehr Zock- oder Medienzeit haben möchtest, werden deine Eltern vermutlich nicht begeistert reagieren. Daher sollte die Zeit, die du dir dazuverdienen kannst, nicht zu lang sein.

Auch mit deinen Freundinnen und Freunden kannst du überlegen, wie sie dich unterstützen können. Am wichtigsten sind Freunde eigentlich, damit du es schaffst, aktiv zu bleiben. Wenn du bemerkst, dass die Unternehmungen, die deine Freunde planen, zu anstrengend für dich sind, sprich mit ihnen, ob ihr vielleicht etwas machen könnt, was für dich im Moment besser geht. Schön wäre es, wenn du dir immer ein bisschen mehr zutraust. So kannst du schrittweise wieder fitter werden. Und bei Aktivitäten mit deinen Freunden hast du vermutlich so viel Freude, dass die Schmerzen in dem Moment nicht so stark sind und du gut Fortschritte erzielen kannst.

9.3 Was können Lehrkräfte und andere pädagogische Fachkräfte tun?

Wie gehe ich am besten mit einem Kind mit chronischen Schmerzen um? Diese Frage stellen sich viele Lehrkräfte und fühlen sich überfordert, da ihre Bemühungen oft ins Leere zu laufen scheinen.

Das Verhalten von Lehrkräften und pädagogischen Fachkräften hat einen wesentlichen Einfluss auf die chronischen Schmerzen von Kindern und Jugendlichen – sowohl im positiven als auch im negativen Sinne. Wenn sich Kinder und Jugendliche vor der Klasse bloßgestellt fühlen oder sie den Eindruck haben, ihnen würde unterstellt, dass sie die Schmerzen vortäuschen, kann das zu einer starken Kränkung führen und sich negativ auf die Schmerzsymptomatik auswirken. Auch wohlgemeinte Ratschläge wie „Ruh' dich erst mal aus; geh besser nach Hause und komm erst dann wieder, wenn es dir besser geht" helfen leider in dieser Situation nicht weiter und tragen eher zur Chronifizierung bei. Denn Schonung und Passivität helfen bei akuten Schmerzen sehr, bei chronischen Schmerzen leider gar nicht.

Pädagogisches Fachpersonal kann Kinder und Jugendliche mit chronischen Schmerzen am besten unterstützen, wenn es zum einen Verständnis für die Symptomatik zeigt und den Betroffenen vermittelt, dass es ihnen glaubt. Zum anderen sollten die Kinder dabei unterstützt werden, einen möglichst normalen (Schul-)Alltag aufrechtzuerhalten. Dazu gehört auch, sich altersentsprechend den schulischen Anforderungen zu stellen.

Daher empfehlen wir Lehrkräften und pädagogischen Fachkräften, mit den Schüler:innen und auch mit ihren Eltern ins Gespräch zu kommen. So signalisieren Sie Interesse und Wertschätzung. Darüber freuen sich schmerzkranke Kinder und Jugendliche meist sehr. Als Lehrkraft sollten Sie aber dennoch deutlich machen, dass die schulischen Anforderungen nicht verringert werden können. Sie als Lehrkraft könnten aber anbieten, dass die betroffenen Schüler:innen eine Auszeit nehmen können, wenn sie sehr erschöpft sind oder ihre Schmerzen sehr stark werden. Dann können die Betroffenen für 15 Minuten in einem ruhigen Raum entspannen. Aufgrund von schmerzbedingten Konzentrationsstörungen fällt es einigen betroffenen Kindern und Jugendlichen schwer, sich ausreichend am Unterricht zu beteiligen. Sie können mit den betroffenen Schüler:innen absprechen, dass Sie sie unterstützen möchten, indem Sie sie häufiger im Unterricht aufrufen. Solange Schüler:innen durch den Unterrichtsinhalt nicht dauerhaft überfordert sind, wird die aktive Teilnahme am Schulunterricht schmerzreduzierend wirken. Zudem verhindert eine aktive Teilnahme am Unterricht ein Abfallen der Leistungsfähigkeit und der Schulnoten – was andernfalls beides zu negativen Gefühlen und somit zu einer Schmerzverstärkung beitragen würde. Vielmehr können Schüler:innen, die sich aktiv am Unterricht beteiligen und ihren schulischen Verpflichtungen nachkommen, immer wieder Erfolgserlebnisse verbuchen, die sich positiv auf die Stimmung und damit auf den Schmerz auswirken.

Ist ein Kind mit den schulischen Anforderungen deutlich überfordert, z.B., weil die Schulart nicht die passende ist, kann es sinnvoll sein, über einen Schulwechsel nachzudenken. Einige Kinder und Jugendliche mit chronischen Schmerzen sind sehr leistungsorientiert und sind deswegen stark angespannt, was zu einer Schmerzverschlimmerung beiträgt. Sprechen Sie überhöhte Leistungserwartungen mit der Schülerin bzw. dem Schüler, aber auch mit den Eltern an. Denn Eltern können solche hohen Anforderungen unbewusst unterstützen oder sogar bewusst initiieren.

Da soziale Konflikte chronischen Schmerz begünstigen, benötigen die Betroffenen manchmal Unterstützung, um Streitigkeiten mit Mitschüler:innen zu lösen oder sich einer Mobbingsituation zu entziehen.

Als Lehrkraft können Sie hilfreiche Tipps für die Organisation des Lernens geben. Erfragen Sie Lernzeiten und Lernstrategien. Einige Kinder und Jugendliche mit chronischen Schmerzen lernen entweder viel zu viel und zu lange, andere wiederum schieben alles auf. Beide Verhaltensweisen erhöhen die psychische Anspannung und damit das Schmerzempfinden. Vereinbaren Sie doch mit den Eltern und den Kindern eine Begrenzung der Lernzeit (z.B. nicht länger als bis 20 Uhr, nicht mehr als 3 Stunden täglich) oder bitten Sie die Eltern, mit ihrem Kind eine verbindliche Tagesstruktur zu vereinbaren, in welcher die Hausaufgaben- und Lernzeiten fest geplant werden.

Sehen Sie, dass all Ihre Bemühungen nicht den gewünschten Effekt haben, sprechen Sie an, dass es sinnvoll sein kann, eine psychotherapeutische Hilfe in Anspruch zu nehmen. Pädagogische und medizinische Maßnahmen allein führen bei schwer beeinträchtigten Kindern und Jugendlichen in der Regel nicht zum Erfolg.

9.4 Welche Behandlungen sind wirksam?

Die meisten Kinder und Jugendlichen, die mit chronischen Schmerzen bei Kinder- und Jugendärzt:innen vorstellig werden, haben nach drei bis sechs Monaten deutlich weniger Symptome (Wager et al., 2019). Für diese Patient:innen sind eine diagnostische Abklärung und eine Aufklärung über chronische Schmerzen ausreichend. Unterstützend können hierbei Internetseiten genutzt werden, die speziell über Kopfschmerzen (www.meine-kopfsache.com) oder Bauchschmerzen (www.meine-bauchstelle.com) informieren. Für Rückenschmerzen gibt es ebenfalls ein Informationsdokument für Kinder und Jugendliche auf der Internetseite der Arbeitsgemeinschaft der Wissenschaftlichen Medizinischen Fachgesellschaften e.V. unter https://register.awmf.org/assets/guidelines/027-070p_S3_Rueckenschmerz-Kinder-Jugendliche_2022-06.pdf.

Wenn diese Behandlung durch Kinder- und Jugendärzt:innen nicht ausreichend ist, können verschiedene Expert:innen aufgesucht werden. Die stärkste wissenschaftliche Evidenz zur Behandlung chronischer Schmerzen gibt es für psychologische Maßnahmen (Fisher et al., 2018). Psychologische Maßnahmen sind zum Beispiel Entspannungsverfahren, Hypnotherapie, Vermittlung von Bewältigungsstrategien, Biofeedback und kognitive Verhaltenstherapie. Am besten können solche Maßnahmen in einer ambulanten Psychotherapie mit einem verhaltenstherapeutischen Schwerpunkt umgesetzt werden. Es gibt Psychotherapeut:innen, die speziell für die Behandlung von Kindern und Jugendlichen ausgebildet sind. Auf der Internetseite der Psychotherapeutenkammer findet man ambulante Kinder- und Jugendlichenpsychotherapeut:innen unter www.bptk.de/service/therapeutensuche.

Die rein medikamentöse Behandlung von Kindern und Jugendlichen mit chronischen Schmerzen ist nicht wirksam. Es gibt viele Arbeiten, die zeigen, dass ein Placebo-Präparat genauso wirksam ist, wie ein Schmerzmedikament (Eccleston et al., 2019). Da Medikamente zudem Nebenwirkungen haben, ist die dauerhafte Einnahme von Schmerzmedikamenten bei chronischen Schmerzen nicht zu empfehlen. Eine Ausnahme gibt es bei Migräne: hier ist die Akutbehandlung der Kopfschmerzattacke mit Medikamenten sinnvoll.

Bei Rückenschmerzen stellt die Physiotherapie eine wichtige Therapiemethode dar (Michaleff et al., 2014). Es wird vor allem empfohlen, dass Kinder und Jugendliche zu aktiven Übungen, mehr Bewegung und sportlicher Aktivität angeleitet werden. Passive Anwendungen wie zum Beispiel Massage werden nicht empfohlen.

Wie in diesem Ratgeber ausführlich beschrieben, sollte die Behandlung chronischer Schmerzen idealerweise die verschiedenen biologischen, psychologischen und sozialen Aspekte chronischer Schmerzen adressieren. Daher kann es sinnvoll sein, eine ärztliche Anbindung durch Psychotherapie oder Physiotherapie zu ergänzen.

In Behandlungseinrichtungen, die sich auf die Therapie chronischer Schmerzen spezialisiert haben, werden Patient:innen von einem multiprofessionellen Team, beispielsweise bestehend aus Ärzt:innen, Psycholog:innen und Physiotherapeut:innen, begleitet (Wager & Zernikow, 2024). Für Kinder und Jugendliche, die sehr schwer durch ihre chronischen Schmerzen beeinträchtigt sind, also zum Beispiel häufig in der Schule fehlen, sehr stark in ihrem Alltag eingeschränkt sind oder zunehmend auch emotional belastet sind, kann eine stationäre Behandlung notwendig sein. In Deutschland gibt es vier Zentren, die eine solche Behandlung für Kinder und Jugendliche anbieten: das Deutsche Kinderschmerzzentrum in Datteln, das Baden-Württembergische Kinderschmerzzentrum in Stuttgart, das Bayrische Kinderschmerzzentrum in Augsburg und das Zentrum für Schmerztherapie junger Menschen in Garmisch-Partenkirchen. Hier erhalten Patient:innen eine mehrwöchige intensive stationäre Therapie, bei der die verschiedenen Ebenen des Schmerzes umfassend adressiert werden. Die Wirksamkeit dieser Behandlung konnte in vielen Studien gezeigt werden (Claus et al., 2022).

Anhang

Zitierte Literatur

Claus, B.B., Stahlschmidt, L., Dunford, E., Major, J., Harbeck-Weber, C., Bhandari, R.P., Baerveldt, A., Neß, V. et al. (2022). Intensive interdisciplinary pain treatment for children and adolescents with chronic noncancer pain: A preregistered systematic review and individual patient data meta-analysis. *Pain, 163*(12), 2281–2301. https://doi.org/10.1097/j.pain.0000000000002636

Dobe, M. & Wager, J. (2026). *Chronische Schmerzen* (Leitfaden Kinder- und Jugendpsychotherapie). Göttingen: Hogrefe.

Eccleston, C., Fisher, E., Cooper, T.E., Grégoire, M.-C., Heathcote, L.C., Krane, E., Lord, S.M. et al. (2019). Pharmacological interventions for chronic pain in children: An overview of systematic reviews. *Pain, 160*(8), 1698–1707. https://doi.org/10.1097/j.pain.0000000000001609

Fisher, E., Law, E., Dudeney, J., Palermo, T.M., Stewart, G. & Eccleston, C. (2018). Psychological therapies for the management of chronic and recurrent pain in children and adolescents. *The Cochrane Database of Systematic Reviews, 9*(9), CD003968. https://doi.org/10.1002/14651858.CD003968.pub5

Könning, A., Rosenthal, N., Brown, D., Stahlschmidt, L. & Wager, J. (2021). Severity of Chronic Pain in German Adolescent School Students: A Cross-sectional Study. *The Clinical Journal of Pain, 37*(2), 118–125. https://doi.org/10.1097/AJP.0000000000000898

Michaleff, Z.A., Kamper, S.J., Maher, C.G., Evans, R., Broderick, C. & Henschke, N. (2014). Low back pain in children and adolescents: A systematic review and meta-analysis evaluating the effectiveness of conservative interventions. *European Spine Journal, 23*(10), 2046–2058. https://doi.org/10.1007/s00586-014-3461-1

Murray, C.B., Groenewald, C.B., La Vega, R. de & Palermo, T.M. (2020). Long-term impact of adolescent chronic pain on young adult educational, vocational, and social outcomes. *Pain, 161*(2), 439–445. https://doi.org/10.1097/j.pain.0000000000001732

Mustafaoglu, R., Yasaci, Z., Zirek, E., Griffiths, M.D. & Ozdincler, A.R. (2021). The relationship between smartphone addiction and musculoskeletal pain prevalence among young population: A cross-sectional study. *The Korean Journal of Pain, 34*(1), 72–81. https://doi.org/10.3344/kjp.2021.34.1.72

Roman-Juan, J., Solé, E., Sánchez-Rodríguez, E., Castarlenas, E., Jensen, M.P. & Miró, J. (2023). Validation of the pediatric version of the Graded Chronic Pain Scale Revised in school-aged children and adolescents. *Pain, 164*(11), 2606–2614. https://doi.org/10.1097/j.pain.0000000000002965

Rosner, R. & Steil, R. (2009). *Ratgeber Posttraumatische Belastungsstörung. Informationen für Betroffene, Eltern, Lehrer und Erzieher*. Göttingen: Hogrefe.

Silva, G.R.R., Pitangui, A.C.R., Xavier, M.K.A., Correia-Júnior, M.A.V. & Araújo, R.C. de (2016). Prevalence of musculoskeletal pain in adolescents and association with computer and videogame use. *Jornal De Pediatria, 92*(2), 188–196. https://doi.org/10.1016/j.jped.2015.06.006

Treede, R.-D., Rief, W., Barke, A., Aziz, Q., Bennett, M.I., Benoliel, R., Cohen, M. et al. (2019). Chronic pain as a symptom or a disease: The IASP Classification of Chronic Pain for the International Classification of Diseases (ICD-11). *Pain, 160*(1), 19–27. https://doi.org/10.1097/j.pain.0000000000001384

Vinall, J., Pavlova, M., Asmundson, G.J.G., Rasic, N. & Noel, M. (2016). Mental health comorbidities in pediatric chronic pain: A narrative review of epidemiology, models, neurobiological mechanisms and treatment. *Children, 3*(4). 40. https://doi.org/10.3390/children3040040

Wager, J., Brown, D., Kupitz, A., Rosenthal, N. & Zernikow, B. (2020). Prevalence and associated psychosocial and health factors of chronic pain in adolescents: Differences by sex and age. *European Journal of Pain, 24*(4), 761–772. https://doi.org/10.1002/ejp.1526

Wager, J., Ruhe, A.-K., Stahlschmidt, L., Leitsch, K., Claus, B.B., Häuser, W., Brähler, E. et al. (2021). Long-term outcomes of children with severe chronic pain: Comparison of former patients with a community sample. *European Journal of Pain, 25*(6), 1329–1341. https://doi.org/10.1002/ejp.1754

Wager, J., Szybalski, K., Schenk, S., Frosch, M. & Zernikow, B. (2019). Predictors of treatment outcome in children with medically unexplained pain seeking primary care: A prospective cohort study. *European Journal of Pain, 23*(8), 1507–1518. https://doi.org/10.1002/ejp.1426

Wager, J. & Zernikow, B. (2024). Pädiatrische stationäre interdisziplinäre multimodale Schmerztherapie in Deutschland. *Der Schmerz, 38*(2), 99–106. https://doi.org/10.1007/s00482-023-00744-3

Literaturempfehlungen

Büch, H., Döpfner, M. & Petermann, U. (2015). *Ratgeber Soziale Ängste und Leistungsängste: Informationen für Betroffene, Eltern, Lehrer und Erzieher*. Göttingen: Hogrefe.

Dobe, M. & Zernikow, B. (2021). *Rote Karte für den Schmerz. Wie Kinder und ihre Eltern aus dem Teufelskreis chronischer Schmerzen ausbrechen* (6. Aufl.). Heidelberg: Carl-Auer Verlag.

Groen, G., Ihle, W., Ahle, M. E. & Petermann, F. (2012). *Ratgeber Traurigkeit, Rückzug, Depression: Informationen für Betroffene, Eltern, Lehrer und Erzieher*. Göttingen: Hogrefe.

Rosner, R. & Steil, R. (2009). *Ratgeber Posttraumatische Belastungsstörung: Informationen für Betroffene, Eltern, Lehrer und Erzieher*. Göttingen: Hogrefe.

Hilfreiche Adressen und Weblinks

Kinderschmerzzentren

- www.deutsches-kinderschmerzzentrum.de: Deutsches Kinderschmerzzentrum, Vestische Kinder- und Jugendklinik Datteln – Universität Witten/Herdecke
- www.klinikum-stuttgart.de: Baden-Württembergisches Kinderschmerzzentrum, Klinikum Stuttgart
- www.uk-augsburg.de/zentren/bayerisches-kinderschmerzzentrum: Bayrisches Kinderschmerzzentrum, Universitätsklinikum Augsburg
- www.rheuma-kinderklinik.de/schmerz-zentrum: Zentrum für Schmerztherapie junger Menschen, Garmisch-Partenkirchen

Websites mit Informationen über chronische Schmerzen

- Kopfschmerzen: www.meine-kopfsache.com
- Bauchschmerzen: www.meine-bauchstelle.com
- Rückenschmerzen: Deutsche Gesellschaft für Kinder- und Jugendmedizin e.V. (2021). S3-Leitlinie Rückenschmerz bei Kindern und Jugendlichen – Patientenversion. https://www.awmf.org/leitlinien/detail/ll/027-070.html

Website zur Suche geeigneter Psychotherapeut:innen

- www.bptk.de/service/therapeutensuche

Informationen zum Thema Medienabhängigkeit bzw. Mediennutzung

- Animationsvideo zu Mediensucht: https://www.youtube.com/watch?v=ekK98NiIF-k
- Weiterführende Links zu Computerspiel- und Medienabhängigkeit: https://www.bundesdrogenbeauftragter.de/themen/suchtstoffe-und-suchtformen/internetbezogene-stoerungen/

Filme zur Erläuterung chronischer Schmerzen

- Darstellung des biopsychosozialen Schmerzverständnisses, der Entstehung und Behandlung chronischer Schmerzen: „Den Schmerz verstehen – und was zu tun ist in 10 Minuten!“ unter https://www.youtube.com/watch?v=KpJfixYgBrw
- Erläuterung neurobiologischer Veränderungen bei chronischen Schmerzen: „Schmerzverarbeitung im Gehirn – Was bei chronischen Schmerzen anders ist“ unter www.youtube.com/watch?v=uDtvLEJ9V38

Arbeitsblätter

Mein biopsychosoziales Modell

Schreibe hier alles auf, was für deine Schmerzen wichtig ist.

Biologische Faktoren	Psychologische Faktoren	Soziale Faktoren

Tagesplan

Datum: ____________

Hier kannst du deinen persönlichen Tagesplan erstellen. Vergiss nicht, auch mindestens eine feste Pause einzutragen.

Uhrzeit	Tätigkeit/Aktivität
6:00 Uhr	
7:00 Uhr	
8:00 Uhr	
9:00 Uhr	
10:00 Uhr	
11:00 Uhr	
12:00 Uhr	
13:00 Uhr	
14:00 Uhr	
15:00 Uhr	
16:00 Uhr	
17:00 Uhr	
18:00 Uhr	
19:00 Uhr	
20:00 Uhr	
21:00 Uhr	
22:00 Uhr	

Wochenplan

Hier kannst du deinen persönlichen Wochenplan erstellen.

Datum: ____________ bis ____________

Uhrzeit	Montag	Dienstag	Mittwoch	Donnerstag	Freitag	Samstag	Sonntag
6:00 Uhr							
7:00 Uhr							
8:00 Uhr							
9:00 Uhr							
10:00 Uhr							
11:00 Uhr							
12:00 Uhr							
13:00 Uhr							
14:00 Uhr							
15:00 Uhr							
16:00 Uhr							
17:00 Uhr							
18:00 Uhr							
19:00 Uhr							
20:00 Uhr							
21:00 Uhr							
22:00 Uhr							

Gedankenprotokoll

Mit dieser Tabelle kannst du dich selbst und deine Gedanken besser kennenlernen. Fülle sie aus, sobald du bemerkst, dass du sehr angespannt bist (egal, ob aus Frust, Wut, Ärger, Stress, Angst oder weil du wegen der Schmerzen genervt bist).

- *Linke Spalte:* Wie sehr bist du (körperlich oder innerlich) angespannt?
- *Mittlere Spalte:* Mache Stichpunkte, was gerade bei dir los ist.
- *Rechte Spalte:* Notiere deine Gedanken – am besten wortwörtlich.

Deine Anspannung 0 (gar nicht) bis 10 (maximal)	**Situation** **Was ist los?**	**Was sind deine (wortwörtlichen) Gedanken?**